中国临床肿瘤学会（CSCO）

卵巢癌诊疗指南 2025

GUIDELINES OF CHINESE SOCIETY OF CLINICAL ONC

OVARIAN CANCER

中国临床肿瘤学会指南工作委员会　组织编写

人民卫生出版社

·北　京·

图书在版编目（CIP）数据

中国临床肿瘤学会（CSCO）卵巢癌诊疗指南．2025 / 中国临床肿瘤学会指南工作委员会组织编写. -- 北京 ：人民卫生出版社，2025. 8（2025. 10重印）. -- ISBN 978-7-117-38382-0

Ⅰ. R737. 31-62

中国国家版本馆 CIP 数据核字第 20252B8X00 号

中国临床肿瘤学会（CSCO）卵巢癌诊疗指南 2025
Zhongguo Linchuang Zhongliu Xuehui（CSCO）Luanchao Ai Zhenliao Zhinan 2025

组织编写：中国临床肿瘤学会指南工作委员会
出版发行：人民卫生出版社（中继线 010-59780011）
地　　址：北京市朝阳区潘家园南里 19 号
邮　　编：100021
E - mail：pmph @ pmph.com
购书热线：010-59787592　010-59787584　010-65264830
印　　刷：天津善印科技有限公司
经　　销：新华书店
开　　本：787 × 1092　1/32　印张：5
字　　数：134 千字
版　　次：2025 年 8 月第 1 版
印　　次：2025 年 10 月第 2 次印刷
标准书号：ISBN 978-7-117-38382-0
定　　价：52.00 元
打击盗版举报电话：010-59787491　E-mail：WQ @ pmph.com
质量问题联系电话：010-59787234　E-mail：zhiliang @ pmph.com
数字融合服务电话：4001118166　E-mail：zengzhi @ pmph.com

中国临床肿瘤学会指南工作委员会

组　长　于金明　　李　进

副组长　（以姓氏汉语拼音为序）

樊　嘉	郭　军	江泽飞	梁　军	梁后杰
马　军	秦叔逵	王　洁	吴令英	吴一龙
徐瑞华	殷咏梅	朱　军		

中国临床肿瘤学会（CSCO）

卵巢癌诊疗指南

2025

组　　长 吴令英　李　力

副 组 长（以姓氏汉语拼音为序）

李　宁　李贵玲　李俊东　娄　阁　王国庆　杨宏英　尹如铁　张师前

专 家 组（以姓氏汉语拼音为序）（*执笔人）

安菊生　中国医学科学院肿瘤医院妇瘤科
蔡红兵　武汉大学中南医院妇瘤科
曹冬焱　北京协和医院妇瘤中心
程淑霞　河南省肿瘤医院妇瘤科
程晓东　浙江大学医学院附属妇产科医院妇瘤科
符　淳　中南大学湘雅二医院妇产科
高庆蕾*　华中科技大学同济医学院附属同济医院妇科肿瘤
高雨农　北京大学肿瘤医院妇科肿瘤

郭瑞霞　郑州大学第一附属医院妇科
黄　奕　湖北省肿瘤医院妇科
姜　桦　复旦大学附属妇产科医院妇科肿瘤科
金　滢　北京协和医院妇瘤中心
李　力　广西医科大学附属肿瘤医院妇科
李　宁*　中国医学科学院肿瘤医院妇瘤科
李大鹏　山东第一医科大学附属肿瘤医院妇瘤科
李贵玲　华中科技大学同济医学院附属协和医院肿瘤中心
李俊东　中山大学肿瘤防治中心妇科
林　安　福建省肿瘤医院妇科
刘继红　中山大学肿瘤防治中心妇科
刘开江　上海交通大学医学院附属仁济医院妇瘤科
刘子玲　吉林大学白求恩第一医院肿瘤中心

娄　阁　哈尔滨医科大学附属肿瘤医院妇科
沈　杨　东南大学附属中大医院妇产科
宋　艳*　中国医学科学院肿瘤医院病理科
孙　力*　中国医学科学院肿瘤医院深圳医院妇瘤科
孙　阳　福建省肿瘤医院妇科
唐　洁　湖南省肿瘤医院妇瘤科
王　冬　重庆市肿瘤医院妇瘤科
王　珂　天津医科大学肿瘤医院妇瘤科
王国庆　陕西省肿瘤医院妇瘤科
吴令英*　中国医学科学院肿瘤医院妇瘤科
吴小华　复旦大学附属肿瘤医院妇瘤科
阳志军　广西医科大学附属肿瘤医院妇科
杨宏英　云南省肿瘤医院妇瘤科

杨慧娟　复旦大学附属肿瘤医院妇瘤科
杨兴升　山东大学齐鲁医院妇产科
尹如铁　四川大学华西第二医院妇产科
袁光文*　中国医学科学院肿瘤医院妇瘤科
张　颐　中国医科大学附属第一医院妇科
张　瑜　中南大学湘雅医院妇科
张红平　云南省肿瘤医院妇科
张师前　山东大学齐鲁医院妇产科
张云艳　哈尔滨医科大学附属肿瘤医院放疗科
郑　虹　北京大学肿瘤医院妇科
朱　红　中南大学湘雅医院肿瘤科
朱笕青　浙江省肿瘤医院妇瘤科
邹冬玲　重庆大学附属肿瘤医院妇科肿瘤中心

协 助 整 理（以姓氏汉语拼音为序）

雷呈志　中国医学科学院肿瘤医院妇瘤科
李一帆　中国医学科学院肿瘤医院妇瘤科
罗素娟　中国医学科学院肿瘤医院深圳医院妇科
孟一帆　中山大学肿瘤防治中心妇科
孙阳春　中国医学科学院肿瘤医院妇瘤科
曾　靖　四川大学华西第二医院肿瘤放化疗科
张　磊　云南省肿瘤医院妇瘤科

特 邀 专 家（以姓氏汉语拼音为序）

潘凌亚　北京协和医院妇产科
应建明　中国医学科学院肿瘤医院病理科

前言

基于循证医学证据、兼顾诊疗产品的可及性、吸收精准医学新进展，制定中国常见恶性肿瘤的诊断和治疗指南，是中国临床肿瘤学会（CSCO）的基本任务之一。近年来，临床诊疗指南的制定出现新的趋向，即基于诊疗资源的可及性，这尤其适合于发展中国家，以及地区差异性显著的国家和地区。中国是幅员辽阔、地区经济和学术发展不平衡的发展中国家，CSCO 指南需要兼顾地区发展差异、药物和诊疗手段的可及性及肿瘤治疗的社会价值三个方面。因此，CSCO 指南的制定，要求每一个临床问题的诊疗意见根据循证医学证据和专家共识度形成证据类别，同时结合产品的可及性和效价比形成推荐等级。证据类别高、可及性好的方案，作为Ⅰ级推荐；证据类别较高、专家共识度稍低，或可及性较差的方案，作为Ⅱ级推荐；临床实用，但证据类别不高的，作为Ⅲ级推荐。CSCO 指南主要基于国内外临床研究成果和 CSCO 专家意见，确定推荐等级，以便于大家在临床实践中参考使用。CSCO 指南工作委员会相信，基于证据、兼顾可及、结合意见的指南，更适合我国的临床实际。我们期待得到大家宝贵的反馈意见，并将在指南更新时认真考虑、积极采纳合理建议，保持 CSCO 指南的科学性、公正性和时效性。

中国临床肿瘤学会指南工作委员会

目录

CSCO 诊疗指南证据类别

证据特征			CSCO 专家共识度
类别	水平	来源	
1A	高	严谨的 meta 分析、大型随机对照研究	一致共识 （支持意见 ≥ 80%）
1B	高	严谨的 meta 分析、大型随机对照研究	基本一致共识 （支持意见 60%~<80%）
2A	稍低	一般质量的 meta 分析、小型随机对照研究、设计良好的大型回顾性研究、病例 - 对照研究	一致共识 （支持意见 ≥ 80%）
2B	稍低	一般质量的 meta 分析、小型随机对照研究、设计良好的大型回顾性研究、病例 - 对照研究	基本一致共识 （支持意见 60%~<80%）
3	低	非对照的单臂临床研究、病例报告、专家观点	无共识，且争议大 （支持意见 <60%）

CSCO 诊疗指南推荐等级

推荐等级	标准
Ⅰ级推荐	**1A 类证据和部分 2A 类证据** CSCO 指南将 1A 类证据，以及部分专家共识度高且在中国可及性好的 2A 类证据，作为Ⅰ级推荐。具体为：适应证明确、可及性好、肿瘤治疗价值稳定，纳入《国家基本医疗保险、工伤保险和生育保险药品目录》的诊治措施
Ⅱ级推荐	**1B 类证据和部分 2A 类证据** CSCO 指南将 1B 类证据，以及部分在中国可及性欠佳，但专家共识度较高的 2A 类证据，作为Ⅱ级推荐。具体为：国内外随机对照研究，提供高级别证据，但可及性差或者效价比不高；对于临床获益明显但价格较贵的措施，考虑患者可能获益，也可作为Ⅱ级推荐
Ⅲ级推荐	**2B 类证据和 3 类证据** 对于某些临床上习惯使用，或有探索价值的诊治措施，虽然循证医学证据相对不足，但专家组意见认为可以接受的，作为Ⅲ级推荐

CSCO 卵巢癌诊疗指南 2025
更新要点

6.2 一线维持治疗

一线化疗联合贝伐珠单抗化疗后评价为 CR/PR 的 HRD 及 HRP 人群中，氟唑帕利由“Ⅱ级推荐”改为“Ⅰ级推荐”。

一线化疗联合贝伐珠单抗化疗后评价为 CR/PR 的 HRP 人群中，新增“尼拉帕利 + 贝伐珠单抗”为Ⅲ级推荐。

新增 OVARIO 研究的最终分析数据，修改注释 e，并新增相应参考文献。

一线化疗未联合贝伐珠单抗化疗后评价为 CR/PR 的人群中，新增“塞纳帕利”为Ⅱ级推荐及相关注释。

8.1.1 可选择的治疗方案和药物

铂敏感复发卵巢癌可选择的治疗方案与药物中，“其他药物”*NTRK* 基因融合者中新增：瑞普替尼及相应参考文献。

“其他药物”中新增“索米妥昔单抗 + 贝伐珠单抗（3 类）”及相关注释。

8.2 铂耐药复发卵巢上皮癌的治疗

Ⅱ级推荐中新增：“化疗 + 苏维西塔单抗”及相关注释及参考文献。

Ⅲ级推荐中新增：拉罗替尼、恩曲替尼、瑞普替尼（*NTRK* 基因融合者）（2B 类）。

Ⅲ级推荐中新增：“索米妥昔单抗 + 贝伐珠单抗（3 类）”及相关注释和参考文献。

10.6 恶性卵巢性索间质肿瘤术后辅助治疗

新增注释 d：“高危组的定义：肿瘤破裂，ⅠC 期，低分化肿瘤以及肿瘤 >10~15cm。”

10.7 复发性恶性性索间质肿瘤的治疗

新增注释 a：因性索间质肿瘤对化疗不敏感，总体生长速度较缓慢，复发后应积极争取二次减瘤手术。

11.5.1 卵巢上皮性交界性肿瘤的初次手术原则

注释 d：“局限于卵巢的、年轻的交界瘤患者，可由经验丰富的肿瘤科医生行腹腔镜手术”

12.2 PARP 抑制剂减量 / 停药方案

新增塞纳帕利的减量方案：起始剂量为 100mg 1 次 /d，第 1 次减量为 80mg 1 次 /d，第 2 次减量为 60mg 1 次 /d，第 3 次减量为 40mg 1 次 /d，第 4 次减量为停药。

新增注释 e：轻中度肾功能损害，塞纳帕利无须调整剂量；重度肾功能损害或终末期肾病患者不推荐使用。轻度肝功能损害，无须调整剂量；中或重度肝功能损害不推荐使用。

12.3 PARP 抑制剂治疗相关血液学不良反应及管理

新增注释 f：塞纳帕利治疗的前 3 个月内，推荐在基线进行全血细胞计数检测及随后每 2 周检测一次，之后定期检测治疗期间可能出现的具有临床意义的参数变化。

12.3.1 PARP 抑制剂治疗相关贫血及管理

注释 b 补充：对于塞纳帕利，如首次发生 3 级贫血，应暂停给药并对症处理，待 Hb ≥ 100g/L 再恢复用药，并下调一个剂量水平。

12.3.2 PARP 抑制剂治疗相关血小板减少及管理

新增注释 b：对于塞纳帕利，首次发生 2 级血小板减少时，应暂停用药，同时监测血细胞计数直到血小板计数 ≥ 75.0×10^9/L，恢复用药或按规定减量。

1　卵巢上皮癌 / 输卵管癌 / 原发腹膜癌概述

在妇科三大恶性肿瘤中，卵巢癌的病死率居首位，严重威胁女性的健康。根据我国 2016 年恶性肿瘤流行情况分析，卵巢癌发病率为 8.47/10 万，死亡率为 4.04/10 万。卵巢癌病因尚不明确，可能与遗传、生育、生殖内分泌等多种因素有关。虽然可以通过阴道超声与血清肿瘤标志物进行联合检查，但尚未找到早期发现卵巢癌的有效方法，临床确诊时多为晚期。手术联合化学治疗（化疗）是卵巢恶性肿瘤的主要治疗方式。近年来，抗血管生成靶向药物、聚腺苷二磷酸核糖聚合酶（PARP）抑制剂应用于上皮性卵巢癌的治疗，使上皮性卵巢癌的治疗取得显著进展，有望提高卵巢癌患者生存率。卵巢恶性肿瘤中上皮性癌最常见，占 80%~90%，总的 5 年生存率为 40%~50%，中、晚期约 30%。卵巢恶性肿瘤的发病率随着年龄的增长而增加，上皮性卵巢癌好发于 50~70 岁女性，中位诊断年龄为 63 岁。本指南针对卵巢恶性肿瘤及交界性肿瘤的诊治，综合目前国际及国内研究结果，既体现目前诊治水平的先进性，也结合我国国情，为临床实践提供有价值的参考。

上皮性输卵管癌和原发腹膜癌均属于发病率非常低的妇科肿瘤，其生物学行为及治疗原则均同卵巢上皮癌。

2 卵巢上皮癌诊断及检查

2.1 诊断及检查原则

部位	Ⅰ级推荐	Ⅱ级推荐	Ⅲ级推荐
原发肿瘤部位	体格检查（包括妇科三合诊检查）[a] CA125、CEA、CA199（黏液性癌）等血清肿瘤标志物检查[b] 超声检查[c] CT[d] 或 MRI[e] 检查（平扫 + 增强）		
区域评估和全身评估	体格检查[a] CA125、CEA、CA199（黏液性癌）等血清肿瘤标志物检查[b] 超声检查[c] CT[d] 或 MRI[e] 检查（平扫 + 增强） 组织活检或胸腔积液、腹水细胞学检查[f] 血常规、肝肾功能等重要器官功能评价 ECOG PS 评估 营养状况评价	PET/CT（必要时）[g] 全身骨扫描（必要时） 胃肠镜检查（必要时） 生殖内分泌及不孕评估（必要时）	

【注释】

早期上皮性卵巢癌患者临床症状常不明显，往往是体检发现盆腔包块。晚期患者多因腹胀、食欲减退等症状就诊，可伴有乏力、消瘦等症状。如合并胸腔积液，还可能出现气短、不能平卧等症状。

a 上皮性卵巢癌多为双侧、囊实性或实性，常与周围粘连。妇科检查时可触及盆腔内包块。如果肿瘤扩散转移，可于相应部位扪及转移结节，如位于子宫直肠窝的盆底结节、腹股沟或锁骨上肿大的转移淋巴结等。

b 血清肿瘤标志物测定：较常用的血清肿瘤标志物包括 CA125、CA199、HE4、CEA 等。CA125 在 80%~90% 的上皮癌，尤其在浆液性腺癌中升高明显，且常随病情的进展或好转而出现升高或降低。因此，临床上常将 CA125 作为卵巢癌诊断、病情监测和判断疗效的一个指标。CEA、CA199 升高可见于卵巢黏液性癌、未成熟畸胎瘤等，但 CEA、CA199 升高也常见于肠道、胰腺恶性肿瘤，因此需要进行鉴别诊断，必要时行胃肠镜等检查。

c 超声对腹盆腔实质脏器和组织有较好的分辨能力，对于肿物的大小、囊实性、位置、肿物的血流情况等有较好的诊断价值，具有简便、安全、无创等优点。超声的缺点是难以全面评估肿瘤转移的范围，存在肠道气体等干扰，并受机器型号、超声医师的诊断水平等限制。

d 原发灶在 CT 检查中多表现为盆腔内或下腹部的囊实性不规则肿瘤。可呈结节状突起，囊腔内可见菜花状、乳头状突起，可呈多房囊性肿瘤。囊壁薄厚不一，间隔有不规则增厚。腹水及网膜转移在 CT 上可表现为横结肠与前腹壁间呈扁平样如饼状或蜂窝状的软组织肿块，密度不均，边缘不规则。腹腔种植性转移者，肿瘤细胞于壁腹膜或脏器浆膜层播散，CT 上可表现为肠管边缘模糊不清，腹腔内或肝、脾表面可见不规则软组织结节、肿块等。拟手术前应行胸部、腹部及盆腔 CT 检查。

e MRI 软组织分辨率高，其多参数、动态增强扫描可显示病变组织的成分和血流动力学特点，对观察含有脂肪、合并出血等情况的肿瘤有特殊优势，有助于确定盆腔肿物的起源和性质，可辅助 CT 进行卵巢肿瘤的鉴别诊断和术前分期。

f 肿瘤组织病理学诊断是卵巢癌确诊的金标准。临床可疑为早期癌症患者应避免穿刺活检；临床考虑为晚期且经评估能满意减瘤者先行手术治疗，同时明确病理诊断和分期。经评估不能满意减瘤，拟行新辅助化疗者，须先行组织活检（在超声 /CT 引导下行肿瘤组织细针穿刺、微创技术等活检），或腹水或胸腔积液细胞学检查，结合 CA125 等临床资料，明确诊断。

g PET/CT 的优势在于 CT 或 MRI 难以通过影像特点判断肿物性质时，可由检测肿物的代谢水平，协助判断肿物的良恶性，同时可全面评价肿瘤的播散范围。但是一些炎症、结核等良性病变亦会导致 ^{18}F-FDG 的浓聚，因而可能产生假阳性结果，须仔细判断。

2.2 病理学诊断

标本类型	Ⅰ级推荐			Ⅱ级推荐	Ⅲ级推荐
	大体	镜下	免疫组织化学/分子标志物	免疫组织化学/分子标志物	分子标志物
肿物穿刺活检	组织样本的大小和数目	明确病变性质和类型 肿瘤/非肿瘤 良性/恶性 组织学类型 组织学分级		用于鉴别诊断的免疫组织化学标志物检测	
卵巢癌分期/减瘤术标本	肿瘤部位 肿瘤大小 肿瘤切面有无坏死 双侧附件大小、切面是否正常，表面受累情况 淋巴结检出数目、大小和分组	组织学类型 组织学分级 脉管侵犯 神经侵犯 双侧附件区是否受累或累及其他部位 淋巴结转移数和癌结节数 TNM 分期 肿瘤化疗反应程度	胚系/体细胞 *BRCA1/2* 等同源重组修复通路基因突变检测	用于鉴别诊断的免疫组织化学标志物检测 同源重组修复缺陷（HRD） 林奇综合征（Lynch syndrome）的筛查 复发时：微卫星不稳定（MSI）或错配修复缺陷（dMMR） 肿瘤突变负荷（TMB）：*BRAF* 突变、FRα 表达、HER2 表达、ER 表达、PR 表达、*RET* 融合、*NTRK* 融合	

所有标本应及时固定（离体 30 分钟内固定最佳），固定液的量应为组织的 10 倍，固定时间 8~48 小时。

根据组织病理学、免疫组织化学和分子遗传学分析，上皮性卵巢癌、输卵管癌和腹膜癌的 5 个主要亚型及其所占比例如下。

高级别浆液性癌（high-grade serous carcinoma，HGSC）：70%~80%。

子宫内膜样癌：10%。

透明细胞癌：10%。

黏液性癌：3%。

低级别浆液性癌（low-grade serous carcinoma，LGSC）：<5%。

HGSC 是卵巢癌、输卵管癌和腹膜癌最常见的类型。HGSC 的关键特征是明显的细胞异型性，伴突出的核分裂活性。异型性细胞核呈深染，且大小变为原来的 3 倍及以上，常见肿瘤巨细胞。核分裂率通常很高，阈值界定为每 10 个高倍镜视野（high powered field，HPF）的核分裂象 ≥ 12 个；如果核分裂象少，则必须考虑 LGSC 或其他诊断。分子学证据提示移行细胞癌不再是单独的病理类型，而是 HGSC 的一个亚型，其上皮在形态学上类似于恶性尿路上皮。癌肉瘤及未分化癌被认为是卵巢癌的罕见亚型，其内上皮成分常为高级别浆液性癌，恶性程度高。

LGSC 与 HGSC 的生物学行为不同，它们生长缓慢、肿瘤呈惰性，且对以铂类为基础的化疗相对不敏感。LGSC 可以是实质性的或囊性的，囊内或表面可有许多易碎的乳头状赘生物。LGSC 由小乳头组成，被覆的肿瘤细胞核大小均一，尺寸变化程度不到 3 倍。细胞核大小均一是鉴别 LGSC 与 HGSC 的特征之一，已被证明具有高度可重复性。LGSC 另一个显著特点是其核分裂活性远远低于

HGSC，核分裂象<12 个 /10HPF。LGSC 通常伴随非浸润性浆液性交界性成分。交界性浆液性肿瘤比 LGSC 更常见，LGSC 最可能反映浆液性交界性肿瘤的进展。

卵巢子宫内膜样癌多为低级别，易被早期发现，并且对铂类化疗相对敏感。这些因素使其预后通常优于浆液性癌。卵巢子宫内膜样癌的肉眼表现多样，可能是囊性或实性的。组织学上，卵巢的子宫内膜样癌类似子宫内膜癌的低级别子宫内膜样腺癌。大多数卵巢子宫内膜样癌具有复杂的腺状、筛状和 / 或绒毛腺状结构，呈背靠背生长、细长形或圆形腺体，管腔光滑。在这些病例中，必须明确原发灶是在卵巢还是在子宫，或者是双原发肿瘤。卵巢子宫内膜样癌和透明细胞癌都与卵巢子宫内膜异位症和腺纤维瘤有关。

卵巢原发性黏液性癌少见，通常发生于单侧卵巢，年轻女性较常见，多数病例为早期，通常不引起腹膜假黏液瘤。其他卵巢黏液性肿瘤占所有卵巢肿瘤的 10%~15%，包括良性黏液性囊腺瘤、黏液性交界性肿瘤和转移性肿瘤。累及双侧卵巢、侵及表面且不局限于卵巢的黏液性肿瘤几乎都是转移性病变，通常来自胃肠道。

卵巢恶性布伦纳瘤（ovarian malignant Brenner tumor）罕见，常发生在 50 岁以上的女性，具有尿路上皮分化的恶性肿瘤，背景中可见良性或交界 Brenner 肿瘤成分。不同的组织学亚型，其免疫组织化学、分子生物学和预后也各不相同。HGSC 通常具有 *TP53* 和 *BRCA* 突变。LGSC 经常携带 *KRAS* 和 *BRAF* 突变。

常见卵巢癌病理类型及相关免疫组织化学及基因改变特点

肿瘤类型	常见免疫组织化学表达	常见基因改变
高级别浆液性癌	p53 突变型表达（包含无义突变） WT1+ Pax8+ Ki67 高表达	*TP53* 突变 *BRCA1/2* 突变
低级别浆液性癌	WT1+ Pax8+ p53 野生型表达 Ki67 低表达	*BRAF* 突变 *KRAS* 突变
子宫内膜样癌	Estrogen receptor（ER）+ Pax8+ vimentin+ WT1− p53 野生型表达 *	*PTEN* 突变 *CTNNB1*（β-catenin）突变 *ARID1A* 突变

肿瘤类型	常见免疫组织化学表达	常见基因改变
透明细胞癌	HNF β+ WT1− ER−	*ARID1A* 突变 *PTEN* 突变 *PIK3CA* 突变
黏液性癌	CK20+ CDX2+ CK7+ ER− WT1−	*KRAS* 突变 *CDKN2A* 突变 *TP53* 突变
恶性布伦纳瘤	WT1− ER 和 PR 阴性或弱 + p16 局灶 +	*PIK3CA* 突变 *MDM2* 扩增

注：*. 高分化和中分化子宫内膜样癌多为 p53 野生型表达，低分化子宫内膜样癌以 p53 突变型表达更常见。

参考文献

[1] ZHENG R, ZHANG S, ZENG H, et al. Cancer incidence and mortality in China, 2016. J Natl Cancer Cent, 2022, 2 (1): 1-9.

[2] KURMAN RJ, CARCANGIU ML, HARRINGTON CS, et al. WHO classification of tumours of female reproductive organs. 4th ed. Lyon: IARC Press, 2014.

[3] BHATLA N, DENNY L. FIGO cancer report 2018. Int J Gynaecol Obstet, 2018, 143 Suppl 2: 2-3.

[4] SINGH N, GILKS CB, WILKINSON N, et al. Assessment of a new system for primary site assignment in high-grade serous carcinoma of the fallopian tube, ovary, and peritoneum. Histopathology, 2015, 67 (3): 331-337.

[5] GILKS CB, IRVING J, KÖBEL M, et al. Incidental nonuterine high-grade serous carcinomas arise in the fallopian tube in most cases: further evidence for the tubal origin of high-grade serous carcinomas. Am J Surg Pathol, 2015, 39 (3): 357-364.

[6] MCCLUGGAGE WG, JUDGE MJ, CLARKE BA, et al. Data set for reporting of ovary, fallopian tube and primary peritoneal carcinoma: recommendations from the International Collaboration on Cancer Reporting (ICCR). Mod Pathol, 2015, 28 (8): 1101-1122.

[7] MORRISON JC, JRBLANCO LZ, VANG R, et al. Incidental serous tubal intraepithelial carcinoma and early invasive serous carcinoma in the nonprophylactic setting: analysis of a case series. Am J Surg Pathol, 2015, 39 (4): 442-453.

[8] LAMB JD, GARCIA RL, GOFF BA, et al. Predictors of occult neoplasia in women undergoing risk-reducing salpingo-oophorectomy. Am J Obstet Gynecol, 2006, 194 (6): 1702-1709.

3 手术病理分期（卵巢癌、输卵管癌及腹膜癌分期 FIGO 2014）

手术病理分期

分期	定义
Ⅰ	肿瘤局限在一侧或双侧卵巢 / 输卵管
ⅠA	肿瘤局限在一侧卵巢 / 输卵管 包膜完整、卵巢和输卵管表面无肿瘤 腹水或腹腔冲洗液中无肿瘤细胞
ⅠB	肿瘤局限在双侧卵巢 / 输卵管 包膜完整、卵巢和输卵管表面无肿瘤 腹水或腹腔冲洗液中无肿瘤细胞
ⅠC	肿瘤局限在一侧或双侧卵巢 / 输卵管，合并以下特征
ⅠC1	肿瘤术中破裂
ⅠC2	肿瘤术前破裂或卵巢或输卵管表面有肿瘤
ⅠC3	腹水或腹腔冲洗液中有恶性肿瘤细胞
Ⅱ	一侧或双侧卵巢 / 输卵管癌或原发腹膜癌伴有盆腔内肿瘤侵犯（骨盆缘以下）或腹膜癌
ⅡA	肿瘤侵及或种植于子宫 / 输卵管 / 卵巢
ⅡB	肿瘤侵及或种植于其他盆腔脏器

分期	定义
Ⅲ	肿瘤侵犯一侧或两侧卵巢或输卵管或原发腹膜癌，伴细胞学或组织学证实的盆腔外腹腔播散和/或腹膜后（盆腔和/或腹主动脉旁）淋巴结转移
ⅢA	
ⅢA1	仅有腹膜后淋巴结转移（细胞学或组织学证实）
ⅢA1 i	转移灶最大径≤10mm
ⅢA1 ii	转移灶最大径>10mm
ⅢA2	镜下可见的盆腔外腹膜转移（骨盆边缘以上），伴或不伴腹膜后淋巴结转移
ⅢB	肉眼可见最大径≤2cm的盆腔外腹腔转移，伴或不伴腹膜后淋巴结转移
ⅢC	肉眼可见最大径>2cm的盆腔外腹腔转移，伴或不伴腹膜后淋巴结转移（包括未累及实质的肝、脾被膜转移）
Ⅳ	远处转移，不包括腹膜转移
ⅣA	伴有细胞学阳性的胸腔积液
ⅣB	肝、脾实质转移 腹腔外脏器转移（包括腹股沟淋巴结和超出腹腔的淋巴结） 肿瘤侵透肠壁全层

4　卵巢上皮癌治疗原则

卵巢上皮癌起病隐匿，约 70% 的患者确诊时已经是晚期。手术、化疗及靶向治疗是主要的治疗方式。早期可手术切除者须行全面分期手术，术后根据病理进行分期和组织学分级，确定是否需要术后辅助化疗。对于晚期患者，应综合患者一般状况、CT 所见等首先评估能否实现满意减瘤术，如有可能满意减瘤，则先行手术，术后辅助化疗。如术前评估难以满意减瘤或不能耐受手术者，可先行新辅助化疗，通常化疗 2~3 周期后再次评价，能满意减瘤者行中间减瘤术，术后继续化疗，术前术后共计化疗 6~8 周期。化疗结束后评价获得完全缓解或部分缓解者，可考虑靶向药物维持治疗（具体见一线维持治疗部分）。如新辅助化疗后肿瘤进展，按耐药复发卵巢上皮癌治疗。即使经过手术联合化疗的初始治疗，大部分患者仍会复发。根据末次化疗至复发的时间间隔，将复发患者分为两类：铂敏感复发和铂耐药复发。铂敏感复发患者，如果评价肿瘤可满意切除者，可考虑再次减瘤术，术后辅以含铂为基础的二线化疗及靶向维持治疗。铂耐药复发者预后较差，缺少有效的治疗方法，其化疗以非铂单药为主，可联合抗血管药物。另外，根据基因检测结果可考虑 PARP 抑制剂、免疫治疗等。鼓励所有卵巢癌患者参加临床研究。

5 手术治疗原则

5.1 初次手术原则

临床分期	分层	Ⅰ级推荐	Ⅱ级推荐	Ⅲ级推荐
ⅠA、ⅠC（单侧肿瘤）期	要求保留生育功能	保留生育功能的全面分期术[a, b, c, d]		ⅠA期透明细胞癌保留生育功能[e]［3类］
	不保留生育功能	全面分期术[b, c, d, f]		
ⅠB期	要求保留生育功能	双附件切除＋全面分期术[b, c, d, g]		保留子宫[h]［3类］
	不保留生育功能	全面分期术[b, c, d, f]		
Ⅱ期	不保留生育功能	全面分期术[b, c, d, f]		
Ⅲ、Ⅳ期	可耐受手术且可能满意减瘤[i]	肿瘤细胞减灭术[j, k, l]		
	无法耐受手术或无法满意减瘤[g]	新辅助化疗[m]后再评价，决定是否进行减瘤术		

注：除特殊标注外，上述证据类别均为2A类。

【注释】

a 腹水细胞学/腹腔冲洗液检查，患侧附件切除、大网膜切除、盆腔淋巴结清扫、腹主动脉旁淋巴结清扫至少达肠系膜下动脉水平（必要时至肾静脉水平），腹膜多点活检及可疑转移部位的活检或切除。

b 推荐采用剖腹纵切口完成手术。

c 对于早期卵巢上皮癌，有经验的医生可尝试微创手术，一定要遵循无瘤原则，务必将肿瘤完整切除，避免术中肿瘤破裂，标本应置于标本袋中取出。如无法在微创下完成手术，应改为剖腹手术。对于早期卵巢癌，若首次手术时已完整切除肿瘤，影像学检查阴性者，可经腹腔镜行再次全面分期手术。经严格选择的间歇性减瘤术，经严格选择通过腹腔镜手术。如无法在微创下完成手术或减瘤术不理想，应改为剖腹手术。

d 术中快速病理证实为黏液癌，临床评估无可疑淋巴结转移患者可考虑不行系统性淋巴结清扫术。由于卵巢原发黏液性癌并不常见，所以卵巢黏液性肿瘤患者必须对消化道，包括阑尾进行全面评估，以排除消化道来源的可能。

e 目前有病例报道Ⅰ期透明细胞癌保留生育功能，但缺乏高水平的证据支持，且卵巢透明细胞癌预后差，ⅠA期保留生育功能须慎重，ⅠC期不建议保留生育功能。

f 腹水细胞学/腹腔冲洗液检查，全子宫切除、双侧附件切除、大网膜切除、盆腔淋巴结清扫、腹主动脉旁淋巴结清扫至少达肠系膜下动脉水平（必要时至肾静脉水平），腹膜多点活检及可疑转移部位的活检或切除。

g 腹水细胞学 / 腹腔冲洗液检查，双侧附件切除，大网膜切除，盆腔淋巴结清扫、腹主动脉旁淋巴结清扫至少达肠系膜下动脉水平（必要时至肾静脉水平），腹膜多点活检。可保留子宫，将来有可能行辅助生殖。

h 有强烈保留生育功能要求者，可保留子宫，将来有可能行辅助生殖。

i 微创手术可用于评估晚期卵巢上皮癌可否满意减瘤。

j 全子宫切除，双侧附件切除，大网膜切除，尽可能切除转移病灶达到满意减瘤（残存肿瘤直径<1cm；肉眼无残存肿瘤患者预后更佳），术中探查阑尾外观正常可不切除阑尾。

k 如有肿瘤累及或侵犯相应部位，为达到满意减瘤，可采取的手术方式包括肠切除、阑尾切除、膈肌腹膜剥脱、脾切除、胆囊切除、部分胃切除等。

l 对于可疑转移和 / 或肿大的盆腹腔淋巴结应予切除，临床评价无肿大或可疑转移淋巴结时，可不行盆腹腔淋巴结清扫术。

m 经细胞学、病理学证实后可考虑新辅助化疗，同时可考虑联合贝伐珠单抗，但手术前至少 6 周内不能应用贝伐珠单抗。

参考文献

[1] BRISTOW RE, CHANG J, ZIOGAS A, et al. Adherence to treatment guidelines for ovarian cancer as a measure of quality care. Obstet Gynecol, 2013, 121 (6): 1226-1234.

[2] DU BOIS A, QUINN M, THIGPEN T, et al. 2004 consensus statements on the management of ovarian cancer: final

document of the 3rd International Gynecologic Cancer Intergroup Ovarian Cancer Consensus Conference (GCIG OCCC 2004). Ann Oncol, 2005, 16 (Suppl 8): viii7-viii12.
[3] SCHLAERTH AC, CHI DS, POYNOR EA, et al. Long-term survival after fertility-sparing surgery for epithelial ovarian cancer. Int J Gynecol Cancer, 2009, 19 (7): 1199-1204.
[4] WRIGHT JD, SHAH M, MATHEW L, et al. Fertility preservation in young women with epithelial ovarian cancer. Cancer, 2009, 115 (18): 4118-4126.
[5] SATOH T, HATAE M, WATANABE Y, et al. Outcomes of fertility-sparing surgery for stage Ⅰ epithelial ovarian cancer: a proposal for patient selection. J Clin Oncol, 2010, 28 (10): 1727-1732.
[6] GERSHENSON DM. Treatment of ovarian cancer in young women. Clin Obstet Gynecol, 2012, 55 (1): 65-74.
[7] CHI DS, ABU-RUSTUM NR, SONODA Y, et al. The safety and efficacy of laparoscopic surgical staging of apparent stage Ⅰ ovarian and fallopian tube cancers. Am J Obstet Gynecol, 2005, 192 (5): 1614-1619.
[8] FAGOTTI A, VIZZIELLI G, FANFANI F, et al. Introduction of staging laparoscopy in the management of advanced epithelial ovarian, tubal and peritoneal cancer: impact on prognosis in a single institution experience. Gynecol Oncol, 2013, 131 (2): 341-346.
[9] PARK JY, KIM DY, SUH DS, et al. Comparison of laparoscopy and laparotomy in surgical staging of early-stage ovarian and fallopian tubal cancer. Ann Surg Oncol, 2008, 15 (7): 2012-2019.
[10] MORI KM, NEUBAUER NL. Minimally invasive surgery in gynecologic oncology. ISRN Obstet Gynecol, 2013, 2013: 312982.
[11] FAGOTTI A, VIZZIELLI G, DE IACO P, et al. A multicentric trial (Olympia-MITO 13) on the accuracy of laparoscopy to assess peritoneal spread in ovarian cancer. Am J Obstet Gynecol, 2013, 209 (5): 462. e1-e11.
[12] ALETTI GD, DOWDY SC, GOSTOUT BS, et al. Aggressive surgical effort and improved survival in advanced-stage ovarian cancer. Obstet Gynecol, 2006, 107 (1): 77-85.

[13] EISENHAUER EL, ABU-RUSTUM NR, SONODA Y, et al. The effect of maximal surgical cytoreduction on sensitivity to platinum-taxane chemotherapy and subsequent survival in patients with advanced ovarian cancer. Gynecol Oncol, 2008, 108 (2): 276-281.
[14] ELATTAR A, BRYANT A, WINTER-ROACH BA, et al. Optimal primary surgical treatment for advanced epithelial ovarian cancer. Cochrane Database Syst Rev, 2011, 2011 (8): CD007565.
[15] ARMSTRONG DK, ALVAREZ RD, BAKKUM-GAMEZ JN, et al. Ovarian cancer, version 2. 2020, NCCN clinical practice guidelines in oncology. J Natl Compr Canc Netw, 2021, 19 (2): 191-226.

5.2 前次手术不充分和/或未全面分期后的处理[a]

临床分期	分层	Ⅰ级推荐	Ⅱ级推荐	Ⅲ级推荐
Ⅰ期	无可疑残存病灶[b]	补充全面分期手术[c]或化疗		
	可疑残存病灶	补充全面分期手术[c]± 化疗[d]		
Ⅱ~Ⅳ期	无可疑残存病灶	化疗或补充全面分期手术[c]+ 化疗[e]		
	残存病灶可切除	肿瘤细胞减灭术 + 化疗		
	残存病灶不可切除	化疗，化疗 2~3 周期后评估中间减瘤术可行性[f]		

注：除特殊标注外，上述证据类别均为 2A 类。

【注释】

a 应评估家族史、遗传风险，复核病理诊断、胸部 CT、腹盆超声 /CT/MRI 和 / 或 PET/CT（可选）、CA125 或其他肿瘤标志物。

b 可能不需要辅助化疗的患者，建议补充全面分期手术，明确手术病理分期；可能需要辅助化疗的患者，可直接化疗或先行全面分期手术后再化疗。

c 包括子宫、附件、大网膜、未切除的淋巴结、可切除的残存病灶等。

d 根据补充分期手术后的病理结果决定是否需要辅助化疗。

e 临床判断可能为Ⅱ期、ⅢA 期、ⅢB 期的患者，可全面分期手术后化疗。

f 推荐在 2~3 周期化疗后补充手术；基于妇科肿瘤医师的判断，也可在 4~6 周期化疗后行补充手术。

5.3 降低癌症发病风险的预防性双侧卵巢输卵管切除手术

a 推荐 *BRCA1/2* 胚系突变携带者或一至三级亲属有卵巢癌和 / 或乳腺癌等恶性肿瘤者进行遗传咨询。应结合突变携带者的年龄、家族中癌症患者的发病年龄、突变位点、生育要求等，综合评估患癌风险，做到充分知情告知，考虑实施降低癌症风险的预防性双侧卵巢输卵管切除术（risk reducing salpingo-oophorectomy，RRSO）。实施 RRSO 前，应告知患者医源性绝经的常见并发症，包括潮热、出汗等血管舒缩症状、骨质疏松症、性欲下降、阴道萎缩干涩和心血管疾病风险相对升高等，同时也需告知相应补救措施的利益与风险。

b 常规取盆腹腔冲洗液送细胞学检查。

c 充分探查盆腹腔，在腹膜异常处取活检。

d 术中切除双附件，切除 2cm 的骨盆漏斗韧带，切除至子宫角的全部输卵管，切除卵巢及输卵管表面的腹膜，特别应切除附件和盆壁粘连处的腹膜。

e 如果采用腹腔镜手术，切除的标本应置于标本袋中。

f 所有卵巢和输卵管组织依次切片并送检。不同于常规的输卵管病理检测方法，须平行于输卵管长轴依次切片，输卵管的伞端部分以连续横截面取材切片，全部送检进行显微镜下观察。在切片和 / 或操作前固定 1~2 小时可能有助于防止上皮脱落。这种操作方式的详细检查与常规取材相比，可将隐匿性癌的检出率提高约 4 倍。

g 对于 *BRCA* 胚系突变携带者，预防性单纯输卵管切除对于降低卵巢癌发病风险的作用有待进一步证实。

参考文献

[1] SHERMAN ME, PIEDMONTE M, MAI PL, et al. Pathologic findings at risk-reducing salpingo-oophorectomy: primary results from Gynecologic Oncology Group trial GOG-0199. J Clin Oncol, 2014, 32 (29): 3275-3283.

[2] STAN DL, SHUSTER LT, WICK MJ, et al. Challenging and complex decisions in the management of the BRCA mutation carrier. J Womens Health (Larchmt), 2013, 22 (10): 825-834.

[3] The American Congress of Obstetricians and Gynecologists. Committee opinion no. 620: salpingectomy for ovarian cancer prevention. Obstet Gynecol, 2015, 125 (1): 279-281.

[4] OLIVER PEREZ MR, MAGRIÑÁ J, GARCÍA AT, et al. Prophylactic salpingectomy and prophylactic salpingoophorectomy for adnexal high-grade serous epithelial carcinoma: a reappraisal. Surg Oncol, 2015, 24 (4): 335-344.

[5] HARTMANN LC, LINDOR NM. The role of risk-reducing surgery in hereditary breast and ovarian cancer. N Engl J Med, 2016, 374 (5): 454-468.

[6] PÖLCHER M, HAUPTMANN S, FOTOPOULOU C, et al. Opportunistic salpingectomies for the prevention of a high-grade serous carcinoma: a statement by the Kommission Ovar of the AGO. Arch Gynecol Obstet, 2015, 292 (1): 231-234.

[7] EVANS DG, LALLOO F, ASHCROFT L, et al. Uptake of risk-reducing surgery in unaffected women at high risk of breast and ovarian cancer is risk, age, and time dependen. Cancer Epidemiol Biomarkers Prev, 2009, 18 (8): 2318-2324.

6　术后辅助治疗

部分Ⅰ期以及全部Ⅱ~Ⅳ期卵巢上皮癌患者术后需接受辅助治疗。术后辅助治疗主要包括以铂为基础的化疗 ± 抗血管药物或 PARP 抑制剂的维持治疗。

6.1 术后辅助化疗（一线化疗）

6.1.1 高级别浆液性癌

手术病理分期	Ⅰ级推荐	Ⅱ级推荐	Ⅲ级推荐
Ⅰ~Ⅱ期	含铂方案静脉化疗 6 周期		
Ⅲ~Ⅳ期	含铂方案化疗 6~8 周期		

注：除特殊标注外，上述证据类别均为 2A 类。化疗方案详见 6.1.4 一线化疗方案。

6.1.2 子宫内膜样癌

手术病理分期	分级	Ⅰ级推荐	Ⅱ级推荐	Ⅲ级推荐
ⅠA/ⅠB 期	G_1	观察		
	G_2	观察或含铂方案静脉化疗 3~6 周期		
	G_3	含铂方案静脉化疗 3~6 周期		
ⅠC 期	G_1	含铂方案静脉化疗 3~6 周期		观察［2B 类］或 内分泌治疗[a]［2B 类］
	$G_{2\sim3}$	含铂方案静脉化疗 3~6 周期		
Ⅱ~Ⅳ期	G_1	含铂方案静脉化疗 6 周期		内分泌治疗[a]［2B 类］
	$G_{2\sim3}$	含铂方案静脉化疗 6 周期		

注：除特殊标注外，上述证据类别均为 2A 类。

【注释】

a 内分泌治疗方案：绝经后，芳香化酶抑制剂（来曲唑、阿那曲唑、依西美坦）；绝经前，醋酸亮丙瑞林、他莫昔芬。

6.1.3 其他少见病理类型

病理类型	手术病理分期	Ⅰ级推荐	Ⅱ级推荐	Ⅲ级推荐
癌肉瘤	Ⅰ~Ⅳ期	紫杉醇+卡铂 或多柔比星脂质体+卡铂 或多西他赛+卡铂	顺铂+异环磷酰胺或 卡铂+异环磷酰胺	紫杉醇+异环磷酰胺［2B类］
透明细胞癌	ⅠA期	含铂方案静脉化疗3~6周期或观察[a]		
	ⅠB/ⅠC期	含铂方案静脉化疗3~6周期		
	Ⅱ~Ⅳ期	同高级别浆液性癌	Ⅲ/Ⅳ期患者化疗期间联合贝伐珠单抗及贝伐珠单抗维持[c]	

病理类型	手术病理分期	Ⅰ级推荐	Ⅱ级推荐	Ⅲ级推荐
黏液性癌	ⅠA/ⅠB 期	观察		
	ⅠC 期	紫杉醇 + 卡铂静脉化疗 3~6 周期 或 5-FU+ 甲酰四氢叶酸 + 草酸铂 或卡培他滨 + 草酸铂化疗 3~6 周期	多柔比星脂质体或多西他赛 + 卡铂静脉化疗 3~6 周期	多西他赛 + 奥沙利铂 + 贝伐珠单抗，贝伐珠单抗维持治疗［2B 类］
	Ⅱ~Ⅳ期	紫杉醇 + 卡铂 或 5-FU+ 甲酰四氢叶酸 + 奥沙利铂 或卡培他滨 + 奥沙利铂化疗 6 周期		5-FU+ 甲酰四氢叶酸 + 奥沙利铂 + 贝伐珠单抗，贝伐珠单抗维持治疗［2B 类］ 或 卡培他滨 + 奥沙利铂 + 贝伐珠单抗，贝伐珠单抗维持治疗［2B 类］ 多西他赛 + 奥沙利铂 + 贝伐珠单抗，贝伐珠单抗维持治疗［2B 类］

其他少见病理类型（续）

病理类型	手术病理分期	Ⅰ级推荐	Ⅱ级推荐	Ⅲ级推荐
低级别浆液性癌	ⅠA/ ⅠB	观察		
	ⅠC	含铂方案静脉化疗 3~6 周期		直接内分泌治疗[b] 或观察［2B 类］ 或化疗后内分泌维持治疗[b]［2B 类］
	Ⅱ ~ Ⅳ期	含铂方案化疗 6 周期		直接内分泌治疗[b]［2B 类］ 或化疗后内分泌维持治疗[b]［2B 类］

注：除特殊标注外，上述证据类别均为 2A 类。

【注释】

a 回顾性研究结果提示ⅠA 期卵巢透明细胞癌术后辅助化疗与观察相比并不改善患者的无瘤生存及总生存期，故术后可观察，但透明细胞癌预后相对较差，这一结论有待进一步探讨。

b 内分泌治疗方案：芳香化酶抑制剂（来曲唑、阿那曲唑、依西美坦）、醋酸亮丙瑞林、他莫昔芬。

c 透明细胞癌发病率较低，目前仅有回顾性研究结果提示在化疗基础上联合贝伐珠单抗有助于改善Ⅲ/ Ⅳ期患者的 PFS 和 OS。

6.1.4　一线化疗方案[a]

Ⅰ期

紫杉醇 175mg/m^2，静脉滴注，3 小时，d1
随后卡铂 AUC 5~6，静脉滴注，1 小时，d1
每 3 周重复[b]

卡铂 AUC 5，静脉滴注，1 小时，d1
多柔比星脂质体 30mg/m^2，静脉滴注，d1
每 4 周重复[b]

多西他赛 60~75mg/m^2，静脉滴注，1 小时，d1
随后卡铂 AUC 5~6，静脉滴注，1 小时，d1
每 3 周重复[b]

Ⅱ～Ⅳ期

静脉方案

紫杉醇 175mg/m^2，静脉滴注，3 小时，d1
随后卡铂 AUC 5~6，静脉滴注，1 小时，d1
每 3 周重复，共 6 周期（必要时可化疗 8 周期）

多西他赛 60~75mg/m^2，静脉滴注，1 小时，d1
随后卡铂 AUC 5~6，静脉滴注，1 小时，d1
每 3 周重复，共 6 周期（必要时可化疗 8 周期）

卡铂 AUC 5，静脉滴注 1 小时，d1
多柔比星脂质体 30mg/m^2，静脉滴注，d1
每 4 周重复，共 6 周期

紫杉醇 175mg/m^2，静脉滴注，3 小时，d1
随后卡铂 AUC 5~6，静脉滴注，1 小时，d1
贝伐珠单抗 7.5mg/kg，静脉滴注，30~90 分钟，d1
每 3 周重复，共 6 周期，之后贝伐珠单抗单药，每 3 周重复维持 12 周期

紫杉醇 175mg/m^2，静脉滴注，3 小时，d1
随后卡铂 AUC 5~6，静脉滴注，1 小时，d1

每 3 周重复，共 6 周期

第 2 周期贝伐珠单抗 15mg/kg，静脉滴注，30~90 分钟，d1，每 3 周重复，共 22 周期

腹腔 / 静脉方案[c, d]

紫杉醇 135mg/m^2，静脉滴注 24 小时，d1[e]

顺铂 75mg/m^2，腹腔给药，d2

紫杉醇 60mg/m^2，腹腔给药，d8

每 3 周重复，共 6 周期

周疗方案[f]

紫杉醇 60mg/m^2，静脉滴注，1 小时

卡铂 AUC 2，静脉滴注，30 分钟

每周一次，共 18 周

多西他赛（75mg/m^2）+ 奥沙利铂（85mg/m^2）+ 贝伐珠单抗（15mg/kg）

每 3 周 1 次

共 6 疗程后用贝伐珠单抗（15mg/kg，每 3 周 1 次）单药维持 1 年

【注释】

a 对于对卡铂过敏或发生严重骨髓抑制等副作用，无法耐受的患者，可考虑选择奈达铂 80mg/m^2 或顺铂替代卡铂，同时仍需要关注其他铂类是否发生变态反应。根据国内多中心随机对照研究结果，作为卵巢癌一线化疗，紫杉醇脂质体联合卡铂与紫杉醇联合卡铂疗效相当，脱发、疲劳等非血液学毒性反应发生率更低。

b Ⅰ期高级别浆液性癌患者推荐接受 6 周期化疗，其余病理类型Ⅰ期患者推荐 3~6 周期化疗。

c 腹腔 / 静脉方案适用于满意减瘤术后的Ⅱ~Ⅲ期患者（残存肿瘤小于 1cm 者）。

d 静脉 / 腹腔方案中白细胞计数减少、感染、乏力、肾毒性、腹痛和神经毒性更常见，级别更高。

e 一项单臂前瞻性研究结果提示紫杉醇 135mg/m^2 静脉滴注 3 小时更方便、耐受性较好，但是缺乏研究证实 3 小时给药与 24 小时给药的疗效和安全性相当。

f 紫杉醇和卡铂周疗方案与 3 周方案相比，疗效相当，不良反应相对减轻，适合于年老、体弱或有其他合并症的患者。

参考文献

[1] GOURLEY C, WALKER JL, MACKAY HJ. Update on intraperitoneal chemotherapy for the treatment of epithelial ovarian cancer. Am Soc Clin Oncol Educ Book, 2016, 35: 143-151.

[2] ARMSTRONG DK, BUNDY B, WENZEL L, et al. Intraperitoneal cisplatin and paclitaxel in ovarian cancer. N Engl J Med, 2006, 354 (1): 34-43.

[3] OZOLS RF, BUNDY BN, GREER BE, et al. Phase Ⅲ trial of carboplatin and paclitaxel compared with cisplatin and paclitaxel in patients with optimally resected stage Ⅲ ovarian cancer: a Gynecologic Oncology Group study. J Clin Oncol, 2003, 21 (17): 3194-3200.
[4] VASEY PA, JAYSON GC, GORDON A, et al. Phase Ⅲ randomized trial of docetaxel-carboplatin versus paclitaxel-carboplatin as first-line chemotherapy for ovarian carcinoma. J Natl Cancer Inst, 2004, 96 (22): 1682-1691.
[5] PIGNATA S, SCAMBIA G, FERRANDINA G, et al. Carboplatin plus paclitaxel versus carboplatin plus pegylated liposomal doxorubicin as first-line treatment for patients with ovarian cancer: the MITO-2 randomized phase Ⅲ trial. J Clin Oncol, 2011, 29 (27): 3628-3635.
[6] MCGUIRE WP, HOSKINS WJ, BRADY MF, et al. Cyclophosphamide and cisplatin compared with paclitaxel and cisplatin in patients with stage Ⅲ and stage Ⅳ ovarian cancer. N Engl J Med, 1996, 334 (1): 1-6.
[7] BOOKMAN MA, BRADY MF, MCGUIRE WP, et al. Evaluation of new platinum-based treatment regimens in advanced-stage ovarian cancer: a phase Ⅲ trial of the Gynecologic Cancer Intergroup. J Clin Oncol, 2009, 27 (9): 1419-1425.
[8] VAN DER BURG ME, VAN LENT M, BUYSE M, et al. The effect of debulking surgery after induction chemotherapy on the prognosis in advanced epithelial ovarian cancer. Gynecological Cancer Cooperative Group of the European Organization for Research and Treatment of Cancer. N Engl J Med, 1995, 332 (10): 629-634.
[9] BELL J, BRADY MF, YOUNG RC, et al. Randomized phase Ⅲ trial of three versus six cycles of adjuvant carboplatin and paclitaxel in early stage epithelial ovarian carcinoma: a Gynecologic Oncology Group study. Gynecol Oncol, 2006, 102 (3): 432-439.
[10] BURGER RA, BRADY MF, RHEE J, et al. Independent radiologic review of the Gynecologic Oncology Group Study 0218, a phase Ⅲ trial of bevacizumab in the primary treatment of advanced epithelial ovarian, primary peritoneal, or fallopian tube cancer. Gynecol Oncol, 2013, 131 (1): 21-26.

[11] BURGER RA, BRADY MF, BOOKMAN MA, et al. Incorporation of bevacizumab in the primary treatment of ovarian cancer. N Engl J Med, 2011, 365 (26): 2473-2483.

[12] FERRISS JS, JAVA JJ, BOOKMAN MA, et al. Ascites predicts treatment benefit of bevacizumab in front-line therapy of advanced epithelial ovarian, fallopian tube and peritoneal cancers: an NRG Oncology/GOG study. Gynecol Oncol, 2015, 139 (1): 17-22.

[13] PERREN TJ, SWART AM, PFISTERER J, et al. A phase 3 trial of bevacizumab in ovarian cancer. N Engl J Med, 2011, 365 (26): 2484-2496.

[14] OZA AM, COOK AD, PFISTERER J, et al. Standard chemotherapy with or without bevacizumab for women with newly diagnosed ovarian cancer (ICON7): overall survival results of a phase 3 randomised trial. Lancet Oncol, 2015, 16 (8): 928-936.

[15] LI L, ZHUANG Q, CAO Z, et al. Paclitaxel plus nedaplatin vs. paclitaxel plus carboplatin in women with epithelial ovarian cancer: a multi-center, randomized, open-label, phase Ⅲ trial. Oncol Lett, 2018, 15 (3): 3646-3652.

[16] LI R, ZHANG H, LI Q, et al. Efficacy and safety of paclitaxel liposome versus paclitaxel in combination with carboplatin in the first-line chemotherapy for ovarian cancer: a multicenter, open-label, non-inferiority, randomized controlled trial. J Natl Cancer Cent, 2024, 4 (2): 135-141.

6.2 一线维持治疗[a]

分层[b]			Ⅰ级推荐	Ⅱ级推荐	Ⅲ级推荐
一线化疗联合贝伐珠单抗	化疗后评价为 CR/PR	*BRCA1/2* 突变	奥拉帕利或尼拉帕利或氟唑帕利维持治疗[c, d]	奥拉帕利 + 贝伐珠单抗维持治疗［1 类］[c, d]	
		HRD[e]	尼拉帕利或氟唑帕利维持治疗[c, d] 或奥拉帕利 + 贝伐珠单抗维持治疗	尼拉帕利 + 贝伐珠单抗	
		HRP[e]	尼拉帕利或氟唑帕利或贝伐珠单抗维持治疗		尼拉帕利 + 贝伐珠单抗[e]
	化疗后评价为 SD/PD		见耐药复发卵巢上皮癌的治疗		

一线维持治疗（续）

分层[b]			Ⅰ级推荐	Ⅱ级推荐	Ⅲ级推荐
一线化疗未联合贝伐珠单抗	化疗后评价为CR	*BRCA1/2* 突变	奥拉帕利或尼拉帕利或氟唑帕利维持治疗［1类］[c, d]	塞纳帕利[f]	
		无 *BRCA1/2* 突变	尼拉帕利或氟唑帕利维持治疗[c, d, e]	塞纳帕利[f]或观察	
	化疗后评价为PR	*BRCA1/2* 突变	奥拉帕利或尼拉帕利或氟唑帕利维持治疗［1类］[c, d]	塞纳帕利[f]	按复发卵巢癌治疗
		无 *BRCA1/2* 突变	尼拉帕利或氟唑帕利维持治疗[c, d, e]	塞纳帕利[f]	按复发卵巢癌治疗
	化疗后评价为SD/PD		见耐药复发卵巢上皮癌的治疗		

注：除特殊标注外，上述证据类别均为2A类。HRP. 同源重组修复功能正常；HRD. 同源重组修复缺陷。

【注释】

a 上述建议适用于Ⅲ～Ⅳ期卵巢癌、输卵管癌及原发腹膜癌，不推荐Ⅰ期患者将PARP抑制剂作为初始治疗后的维持治疗。目前Ⅱ期患者一线维持治疗证据不足，临床可根据患者情况个体化应用。

b 患者在完成既定周期的化疗后，建议复查胸、腹、盆腔增强CT，评价化疗疗效（有其他远处转移者，酌情评价该处转移灶）。

c PARP 抑制剂的维持治疗可待患者化疗后骨髓等器官功能恢复后启动，通常于化疗后 4~12 周开始。当患者体重<77kg 或血小板计数<150×10^9/L 时，尼拉帕利起始剂量为 200mg，1 次 /d；当患者体重 ≥ 77kg 且血小板计数 ≥ 150×10^9/L 时，推荐尼拉帕利起始剂量为 300mg，1 次 /d。

d PARP 抑制剂维持治疗主要适用于高级别浆液性癌和 G_2、G_3 子宫内膜样癌（如有 *BRCA1/2* 突变，则不限制组织学类型）。

e 对于 *BRCA1/2* 突变阴性的患者，在 HRD 检测可及的情况下，可以参照 HRD 结果选择维持治疗药物。在 HRD 检测不可及的情况下，可参照 2022 年 CSCO 卵巢癌诊疗指南的推荐：尼拉帕利或贝伐珠单抗的维持治疗为 Ⅰ 级推荐；奥拉帕利或尼拉帕利联合贝伐珠单抗的双药联合方案为Ⅲ级推荐。PAOLA-1 研究显示 HRP 患者一线维持治疗中，奥拉帕利联合贝伐珠单抗与贝伐珠单抗单药维持治疗相比未能改善 PFS 及 OS；HRD 患者（不包括 *BRCA* 突变型）一线维持治疗中奥拉帕利联合贝伐珠单抗较贝伐珠单抗单药维持治疗显著改善 PFS 及 OS（PFS 中位数：28.1 个月 vs. 16.6 个月；OS 中位数：NR vs. 52 个月；5 年 OS 率：54.7% vs. 44.2%）。OVARIO 研究显示，一线化疗联合贝伐珠单抗达 CR/PR 后，尼拉帕利联合贝伐珠单抗维持治疗 HRD（*BRCA* 野生型）患者的 PFS 中位数为 28.3 个月，同源重组修复功能正常（HRP）患者的 PFS 中位数为 14.2 个月，总 OS 中位数为 61.6 个月，HRP 患者 OS 中位数为 38.7 个月。PRIMA 研究和 PRIME 研究结果显示，一线化疗获得 CR/PR 后，尼拉帕利维持治疗可使 HRD/*BRCA* 无突变者（PRIMA 研究 PFS 中位数：19.6 个月 vs. 8.2 个月；PRIME 研究 PFS 中位数：24.8 个月 vs. 11.1 个月）和 HRP 者（PRIMA 研究 PFS 中位数：8.1 个月 vs. 5.4 个月；PRIME 研究 PFS 中位数：16.6 个月 vs. 5.5 个月）均获得不同程度的 PFS 获益。氟唑帕利用于新诊断晚期卵巢癌维持治疗的Ⅲ期、随机、安慰剂对照研究（FZOCUS-1）共纳入674例患者，结果显示意向治疗人群（ITT）中，氟唑帕利和安慰剂患者PFS中位数分别为未达到和11.1个月（*HR*=0.49，*P*<0.000 1）；在胚系*BRCA*突变组，氟唑帕利和安慰剂患者PFS中位数分别为未达到和14.9个月（*HR*=0.4，*P*=0.000 938）；在胚系*BRCA*野生组，氟唑帕利和安慰剂患者PFS中位数分别为25.5个月和8.4个月（*HR*=0.53，*P*=0.001）。

f 塞纳帕利用于新诊断晚期卵巢癌维持治疗的Ⅲ期、随机、安慰剂对照研究（FLAMES）共纳入化疗期间未联合贝伐珠单抗的患者404例，结果显示ITT人群中，塞纳帕利组和安慰剂组患者PFS中位数分别为未达到和13.6个月（*HR*=0.43，95% *CI* 0.32~0.58，*P*<0.000 1）。亚组分析发现，胚系*BRCA*突变人群中，塞纳帕利组和安慰剂组患者PFS中位数分别为未达到和15.6个月（*HR*=0.43，95% *CI* 0.24~0.76）；在胚系*BRCA*野生人群中，塞纳帕利组和安慰剂组患者PFS中位数分别为未达到和12.9个月（*HR*=0.43，95% *CI* 0.30~0.61）。

参考文献

[1] PERREN TJ, SWART AM, PFISTERER J, et al. A phase 3 trial of bevacizumab in ovarian cancer. N Engl J Med, 2011, 365 (26): 2484-2496.

[2] BURGER RA, BRADY MF, BOOKMAN MA, et al. Incorporation of bevacizumab in the primary treatment of ovarian cancer. N Engl J Med, 2011, 365 (26): 2473-2483.

[3] MOORE K, COLOMBO N, SCAMBIA G, et al. Maintenance olaparib in patients with newly diagnosed advanced ovarian cancer. N Engl J Med, 2018, 379 (26): 2495-2505.

[4] WU L, ZHU J, YIN R, et al. Olaparib maintenance therapy in patients with newly diagnosed advanced ovarian cancer

and a *BRCA1* and/or *BRCA2* mutation: SOLO1 China cohort. Gynecol Oncol, 2021, 160 (1): 175-181.

[5] RAY-COQUARD I, PAUTIER P, PIGNATA S, et al. Olaparib plus bevacizumab as first-line maintenance in ovarian cancer. N Engl J Med, 2019, 381 (25): 2416-2428.

[6] RAY-COQUARD I, LEARY A, PIGNATA S, et al. Olaparib plus bevacizumab first-line maintenance in ovarian cancer: final overall survival results from the PAOLA-1/ENGOT-ov25 trial. Ann Oncol, 2023, 34 (8): 681-692.

[7] GONZÁLEZ-MARTÍN A, POTHURI B, VERGOTE I, et al. Niraparib in patients with newly diagnosed advanced ovarian cancer. N Engl J Med, 2019, 381 (25): 2391-2402.

[8] HARDESTY MM, KRIVAK TC, WRIGHT GS, et al. OVARIO phase Ⅱ trial of combination niraparib plus bevacizumab maintenance therapy in advanced ovarian cancer following first-line platinum-based chemotherapy with bevacizumab. Gynecol Oncol, 2022, 166 (2): 219-229.

[9] BANERJEE S, MOORE KN, COLOMBO N, et al. Maintenance olaparib for patients with newly diagnosed advanced ovarian cancer and a *BRCA* mutation (SOLO1/GOG 3004): 5-year follow-up of a randomised, double-blind, placebo-controlled, phase 3 trial. Lancet Oncol, 2021, 22 (12): 1721-1731.

[10] LI N, ZHU J, YIN R, et al. Treatment with niraparib maintenance therapy in patients with newly diagnosed advanced ovarian cancer: a phase 3 randomized clinical trial. JAMA Oncol, 2023, 9 (9): 1230-1237.

[11] LI N, WANG J, LI Q, et al. Fuzuloparib as maintenance therapy in patients with advanced ovarian cancer after a response to first-line platinum-based chemotherapy (FZOCUS-1): results from a randomized, placebo-controlled, phase 3 trial. Gynecol Oncol, 2024, 190 (Supplement 1): S74-S75.

[12] WU X, LIU J, WANG J, et al. Senaparib as first-line maintenance therapy in advanced ovarian cancer: a randomized phase 3 trial. Nat Med, 2024, 30 (6): 1612-1621.

[13] HARDESTY MM, KRIVAK TC, WRIGHT GS, et al. A phase 2 trial of niraparib plus bevacizumab maintenance therapy following first-line platinum-based chemotherapy with bevacizumab in advanced ovarian cancer: final analysis and overall survival results from OVARIO. Gynecol Oncol, 2025, 199: 96-102.

7 新辅助化疗 + 中间肿瘤细胞减灭术

分层	Ⅰ级推荐	Ⅱ级推荐	Ⅲ级推荐
新辅助化疗后评价为有效[a，b，c]	中间肿瘤细胞减灭术[d]		
新辅助化疗后评价为稳定[a，b，c]	中间肿瘤细胞减灭术[d]或继续化疗后再次评价疗效		
新辅助化疗后评价为进展[a，b，c]	见耐药复发卵巢上皮癌的治疗		

注：除特殊标注外，上述证据类别均为 2A 类。

【注释】

a 新辅助化疗适用于病理学或细胞学诊断明确且评估无法满意减瘤或无法耐受肿瘤细胞减灭术的患者。

b 术后辅助静脉化疗方案均可用于新辅助化疗，化疗 2~3 周期后评估可否行满意中间肿瘤细胞减灭术。

c 贝伐珠单抗用于新辅助化疗须谨慎。在中间肿瘤细胞减灭术前应停用贝伐珠单抗至少 6 周。

d 中间肿瘤细胞减灭术原则同初次肿瘤细胞减灭术。初诊时肿大的淋巴结即使新辅助化疗后缩小，在中间肿瘤细胞减灭术时也应予以切除。

参考文献

[1] WRIGHT AA, BOHLKE K, ARMSTRONG DK, et al. Neoadjuvant chemotherapy for newly diagnosed, advanced ovarian cancer: Society of Gynecologic Oncology and American Society of Clinical Oncology Clinical Practice Guideline. Gynecol Oncol, 2016, 143 (1): 3-15.

[2] GADDUCCI A, COSIO S, ZIZIOLI V, et al. Patterns of recurrence and clinical outcome of patients with stage ⅢC to stage Ⅳ epithelial ovarian cancer in complete response after primary debulking surgery plus chemotherapy or neoadjuvant chemotherapy followed by interval debulking surgery: an Italian Multicenter Retrospective Study. Int J Gynecol Cancer, 2017, 27 (1): 28-36.

[3] LEARY A, COWAN R, CHI D, et al. Primary surgery or neoadjuvant chemotherapy in advanced ovarian cancer: the debate continues. Am Soc Clin Oncol Educ Book, 2016, 35: 153-162.

[4] VERGOTE I, TROPÉ CG, AMANT F, et al. Neoadjuvant chemotherapy is the better treatment option in some patients with stage Ⅲc to Ⅳ ovarian cancer. J Clin Oncol, 2011, 29 (31): 4076-4078.

[5] RAUH-HAIN JA, RODRIGUEZ N, GROWDON WB, et al. Primary debulking surgery versus neoadjuvant chemotherapy in stage Ⅳ ovarian cancer. Ann Surg Oncol, 2012, 19 (3): 959-965.

[6] PROVENCHER DM, GALLAGHER CJ, PARULEKAR WR, et al. OV21/PETROC: a randomized Gynecologic Cancer Intergroup phase Ⅱ study of intraperitoneal versus intravenous chemotherapy following neoadjuvant chemotherapy and optimal debulking surgery in epithelial ovarian cancer. Ann Oncol, 2018, 29 (2): 431-438.

[7] GARCIA Y, JUAN AD, FERNANDEZ C, et al. Phase Ⅱ randomized trial of neoadjuvant (NA) chemotherapy (CT) with or without bevacizumab (Bev) in advanced epithelial ovarian cancer (EOC)(GEICO 1205/NOVA Trial). J Clin

Oncol, 2017, 35: Abstract 5508.
[8] CHI DS, MUSA F, DAO F, et al. An analysis of patients with bulky advanced stage ovarian, tubal, and peritoneal carcinoma treated with primary debulking surgery (PDS) during an identical time period as the randomized EORTC-NCIC trial of PDS vs neoadjuvant chemotherapy (NACT). Gynecol Oncol, 2012, 124 (1): 10-14.
[9] VAN MEURS HS, TAJIK P, HOF MH, et al. Which patients benefit most from primary surgery or neoadjuvant chemotherapy in stage ⅢC or Ⅳ ovarian cancer ? An exploratory analysis of the European Organisation for Research and Treatment of Cancer 55971 randomised trial. Eur J Cancer, 2013, 49 (15): 3191-3201.

8 复发卵巢上皮癌的治疗

8.1 铂敏感复发卵巢上皮癌的治疗[a]

分层	Ⅰ级推荐	Ⅱ级推荐	Ⅲ级推荐
生化复发[b]	延迟治疗，直至临床发现肿瘤复发证据	立即治疗［2B类］[c]	内分泌治疗［2B类，参见8.1.1］
评估可手术切除达到满意减瘤[h]	二次减瘤手术＋以铂类为基础的联合化疗 ± 维持治疗 或以铂类为基础的联合化疗 ± 维持治疗[i]［1类］		*BRCA1/2* 突变者：PARP抑制剂治疗[d] 无 *BRCA1/2* 突变者： 尼拉帕利＋贝伐珠单抗[g] 非铂类药物化疗[e] 免疫检查点抑制剂[f]
评估无法手术切除达到满意减瘤[h]	以铂类为基础的联合化疗 ± 维持治疗[i]［1类］		*BRCA1/2* 突变者：PARP抑制剂治疗[d] 无 *BRCA1/2* 突变者： 尼拉帕利＋贝伐珠单抗[g] 非铂类药物化疗[e] 免疫检查点抑制剂[f]

注：鼓励复发卵巢癌患者参加临床研究。

除特殊标注外，上述证据类别均为2A类。

【注释】

a 铂敏感复发是指发现肿瘤复发与既往末次化疗之间的时间间隔 ≥ 6 个月。

b 生化复发：CA125 升高而影像学检查未见肿瘤复发证据。

c 如生化复发，而 CA125 持续上升，且排除了其他非肿瘤因素，如炎症等良性疾病，可考虑抗肿瘤治疗。

d PARP 抑制剂可用于既往接受 3 线及以上化疗、携带 *BRCA* 基因突变，且既往未接受过 PARP 抑制剂治疗的患者。可选择氟唑帕利、帕米帕利、奥拉帕利和尼拉帕利，其中氟唑帕利和帕米帕利为医保适应证内药物。各种 PARP 抑制剂的用法及剂量调整见“12 PARP 抑制剂不良反应及管理”。

e 铂敏感复发卵巢上皮癌患者的化疗首先推荐选择以铂类为基础的化疗方案，如果对铂类过敏，或者因为不良反应无法耐受时，可考虑选择非铂类药物化疗。

f 帕博利珠单抗可用于 MSI-H、dMMR 或 TMB ≥ 10 突变 /Mb 的晚期实体瘤；替雷利珠单抗及恩沃利单抗可用于 MSI-H、dMMR 的晚期实体瘤；斯鲁利单抗可用于 MSI-H 的晚期实体瘤。

g 参考 NSGO-AVANOVA2 研究结果。

h 二次减瘤术的适应证目前仍缺乏统一标准，一般而言，通常在体能状态良好、无腹水、复发灶孤立的患者中考虑。术前影像和腹腔镜探查可能有助于满意的二次减瘤术患者的筛选。具体可参考 AGO 评分系统或改良的 iMODEL 评分系统进行判断。

i 如以铂类为基础的联合化疗后疗效评价为完全缓解或部分缓解，则考虑进行维持治疗；如疗效评价为疾病稳定或进展，则参考铂耐药复发卵巢癌进一步治疗。

8.1.1 可选择的治疗方案和药物

铂类为基础的化疗方案	非铂类药物化疗[d]	其他药物
卡铂+紫杉醇±贝伐珠单抗3周方案[1A类]	白蛋白结合型紫杉醇[2B类]	PARP抑制剂（参见表8.1注释d）
卡铂+多柔比星脂质体±贝伐珠单抗[1A类]	六甲蜜胺[2B类]	内分泌药物：芳香化酶抑制剂（阿那曲唑、依西美坦、来曲唑）[2B类]
卡铂+吉西他滨±贝伐珠单抗[1A类]	卡培他滨[2B类]	醋酸亮丙瑞林[2B类]
顺铂+吉西他滨[1A类]	环磷酰胺[2B类]	醋酸甲地孕酮[2B类]
卡铂+紫杉醇周疗[1A类]	多柔比星脂质体[2B类]	他莫昔芬[2B类]
卡铂+多西他赛[1A类]	异环磷酰胺[2B类]	氟维司群（低级别浆液性癌）[2B类]
5-FU+甲酰四氢叶酸+奥沙利铂±贝伐珠单抗[a][联合贝伐珠单抗为2B类]	伊立替康[2B类]	拉罗替尼、恩曲替尼、瑞普替尼（*NTRK*基因融合者）[2B类]
卡培他滨+奥沙利铂方案±贝伐珠单抗[a][联合贝伐珠单抗为2B类]	奥沙利铂[2B类]	曲美替尼（低级别浆液性癌）[2B类]
伊立替康+顺铂[b, f]	紫杉醇[2B类]	免疫检查点抑制剂[e][2B类]
紫杉醇+奈达铂[c][2B类]	培美曲塞[2B类]	达拉非尼+曲美替尼（*BRAF* V600E阳性）
	长春瑞滨[2B类]	塞普替尼（*RET*基因融合阳性肿瘤）
		贝美替尼（低级别浆液性癌）[2B类]
		索米妥昔单抗+贝伐珠单抗[3类][f]

注：除特殊标注外，上述证据类别均为2A类。

【注释】

a 适用于黏液性癌。

b 适用于透明细胞癌。

c 奈达铂可用于对卡铂过敏或因其他不良反应不能应用卡铂的患者。

d 对于铂敏感复发卵巢上皮癌患者的化疗首先推荐选择以铂类为基础的化疗方案，如果对铂类过敏，或者因为不良反应无法耐受时，可考虑选择非铂类药物化疗。

e 帕博利珠单抗可用于 MSI-H、dMMR 或 TMB ≥ 10 突变 /Mb 的晚期实体瘤；替雷利珠单抗及恩沃利单抗可用于 MSI-H、dMMR 的晚期实体瘤；斯鲁利单抗可用于 MSI-H 的晚期实体瘤。dostarlimab 可用于 dMMR/MSI-H 的复发或者晚期肿瘤。

f 索米妥昔单抗联合贝伐珠单抗用于复发卵巢癌（FRα 表达 ≥ 50% 的存活肿瘤细胞至少中等强度 2+ 膜染色阳性）的 Ⅰb 期、单臂研究（FORWARD Ⅱ）（方案：卡铂 + 索米妥昔单抗 + 贝伐珠单抗，化疗 6 次后卡铂停药，索米妥昔单抗 + 贝伐珠单抗维持），其中铂敏感复发者 41 例：ORR 为 83%，DoR 中位数为 10.9 个月，PFS 中位数为 13.5 个月。

8.1.2 化疗方案[a, b]

以铂类为基础的化疗方案

[卡铂 + 紫杉醇 ± 贝伐珠单抗[c]]

紫杉醇 175mg/m^2，静脉滴注，3 小时，d1

随后卡铂 AUC 5，静脉滴注，1 小时，d1

贝伐珠单抗 15mg/kg，静脉滴注，30~90 分钟，d1

每 3 周重复，共 6 周期，之后贝伐珠单抗单药，每 3 周重复维持直至进展或不可接受的不良反应

[卡铂 + 多柔比星脂质体 ± 贝伐珠单抗[c]]

卡铂 AUC 5，静脉滴注，1 小时，d1

多柔比星脂质体 30mg/m^2，静脉滴注，1 小时，d1

贝伐珠单抗 15mg/kg，静脉滴注，30~90 分钟，d1

每 4 周重复，共 6 周期，之后贝伐珠单抗单药，每 3 周重复维持直至进展或不可接受的不良反应

[卡铂 + 吉西他滨 ± 贝伐珠单抗[c]]

卡铂 AUC 4，静脉滴注，1 小时，d1

吉西他滨 1 000mg/m^2，静脉滴注，d1、d8

贝伐珠单抗 15mg/kg，静脉滴注，30~90 分钟，d1

每 3 周重复，共 6 周期，之后贝伐珠单抗单药，每 3 周重复维持直至进展或不可接受的不良反应

[顺铂 + 吉西他滨]

顺铂 75~100mg/m^2，静脉滴注，d1

吉西他滨 1 000mg/m^2，静脉滴注，d1、d8

每 3 周重复，最多 6 周期

[卡铂 + 多西他赛]

多西他赛 75mg/m^2，静脉滴注，1 小时，d1

卡铂 AUC 5，静脉滴注，1 小时，d1

每 3 周重复，共 6 周期

或

多西他赛 35mg/m^2，静脉滴注，1 小时，d1、d8、d15

卡铂 AUC 2，静脉滴注，30 分钟，d1、d8、d15

每 4 周重复

[5-FU+ 甲酰四氢叶酸 + 奥沙利铂 ± 贝伐珠单抗[c，d]（联合贝伐珠单抗为 2B 类）]

奥沙利铂 85mg/m^2，静脉滴注，2 小时，d1

5-FU 370mg/m^2，静脉滴注，2 小时，d1、d8

甲酰四氢叶酸 30mg，静脉滴注，2 小时，d1、d8

每 2 周重复，最多 12 周期
贝伐珠单抗 15mg/kg，静脉滴注，30~90 分钟，d1
每 3 周重复，共 6 周期，之后贝伐珠单抗单药，每 3 周重复维持直至进展或不可接受的不良反应

[卡培他滨 + 奥沙利铂方案 ± 贝伐珠单抗[c, d]（联合贝伐珠单抗为 2B 类）]

奥沙利铂 130mg/m^2，静脉滴注，2 小时，d1
卡培他滨 850mg/m^2，口服，每日 2 次，d1~14
贝伐珠单抗 15mg/kg，静脉滴注，30~90 分钟，d1
每 3 周重复，共 6 周期，之后贝伐珠单抗单药，每 3 周重复维持直至进展或不可接受的不良反应

[伊立替康 + 顺铂[e]]

伊立替康 60mg/m^2，静脉滴注，d1、d8、d15
顺铂 60mg/m^2，静脉滴注，d1
每 4 周重复，共 6 周期

[紫杉醇 + 奈达铂[c]（2B 类）]

紫杉醇 175mg/m^2，静脉滴注，3 小时，d1
奈达铂 80mg/m^2，静脉滴注，2 小时，d1
每 3 周重复，共 6 周期

【注释】

a 主管医师应依据本中心和患者的具体情况选择合适的化疗方案。同时，主管医师应熟悉所选药物的代谢特点和可能的不良反应，以便进行预处理和应对。

b 对于铂敏感复发卵巢上皮癌患者首先推荐选择以铂类为基础的化疗方案，如果对铂类过敏，或者因为不良反应无法耐受时，可考虑选择非铂类药物化疗。

c 医师在使用贝伐珠单抗联合方案前应充分意识到可能出现消化道穿孔等严重并发症的风险，并告知患者。

d 适用于黏液性癌。

e 适用于透明细胞癌。

f 早期以生化复发为标准的研究发现他莫昔芬和其他内分泌治疗方案在复发性卵巢癌中能够获得部分应答，基于这些 2B 类证据，内分泌治疗方案尤其推荐在生化复发的卵巢癌患者中应用。

8.1.3 化疗后的维持治疗方案

治疗方案	分层	Ⅰ级推荐	Ⅱ级推荐	Ⅲ级推荐
化疗联合贝伐珠单抗	化疗后评价为 CR/PR	*BRCA1/2* 突变者 PARP 抑制剂维持治疗[a，b] 无 *BRCA1/2* 突变者 PARP 抑制剂维持治疗[a，b]	化疗后评价为 CR 者可观察 无 *BRCA1/2* 突变者贝伐珠单抗维持治疗	
	化疗后评价为稳定	观察 或见耐药复发卵巢上皮癌的治疗		
	化疗后评价为进展	见耐药复发卵巢上皮癌的治疗		
化疗未联合贝伐珠单抗	化疗后评价为 CR/PR	PARP 抑制剂维持治疗[a，b]	化疗后评价为 CR 者可观察	
	化疗后评价为稳定	观察 或见耐药复发卵巢上皮癌的治疗		
	化疗后评价为进展	见耐药复发卵巢上皮癌的治疗		

【注释】

a 根据 FZOCUS-2、NORA、SOLO2、NOVA、L-MOCA 等研究结果，既往未使用过 PARP 抑制剂，在铂敏感复发后经含铂化疗达完全或部分缓解者，PARP 抑制剂维持治疗可选择氟唑帕利、尼拉帕利或奥拉帕利。

b 对于 *BRCA1/2* 突变阴性的患者，在 HRD 检测可及的情况下，可以参照 HRD 结果选择维持治疗药物。NOVA 研究结果显示铂敏感复发卵巢上皮癌化疗获得 CR/PR 后尼拉帕利维持治疗对于 HRD/*BRCA* 无突变者（PFS 中位数：9.3 个月 vs. 3.9 个月）和 HRP 者（PFS 中位数：6.9 个月 vs. 3.8 个月）均有不同程度的 PFS 获益。NORA 研究的结果显示铂敏感复发卵巢上皮癌化疗获得 CR/PR 后尼拉帕利维持治疗对于非胚系 *BRCA* 突变者能够改善 PFS（PFS 中位数：11.1 个月 vs. 3.9 个月）；最终 OS 结果显示，铂敏感复发卵巢上皮癌化疗有效后尼拉帕利维持治疗意向治疗人群（ITT）有 OS 获益趋势，尼拉帕利组和安慰剂组患者 OS 中位数分别为 51.5 个月和 47.6 个月（*HR*=0.86，95%*CI* 0.60~1.23）。FZOCUS-2 研究结果显示，铂敏感复发卵巢癌化疗有效后氟唑帕利维持治疗在全人群中显著降低疾病进展或死亡风险（*HR*=0.25，95% *CI* 3.8~5.6），氟唑帕利组和安慰剂组患者 PFS 中位数分别为 12.9 个月和 5.5 个月。Ⅲb 期 OPINION 研究结果显示铂敏感复发患者化疗 CR/PR 后奥拉帕利维持治疗对于 HRD（包括体细胞 *BRCA* 突变）患者 PFS 中位数为 11.1 个月（95% *CI* 9.2~14.6 个月），HRD（不包括体细胞 *BRCA* 突变）患者 PFS 中位数为 9.7 个月（95% *CI* 8.1~13.6 个月），HRP 患者 PFS 中位数为 7.3 个月（95% *CI* 5.5~9.0 个月）。以我国铂敏感复发卵巢癌人群为主的单臂 L-MOCA 研究的中期 OS 数据表明，随访时间中位数为 40 个月，ITT 人群 OS 中位数为 54.4 个月；其中 *BRCA* 突变亚组的 OS 中位数还未达到（95% *CI* 51.9 个月 ~NE），*BRCA* 野生型亚组的 OS 中位数是 44.3 个月（95% *CI* 34.8~59.1 个月）。

参考文献

[1] PFISTERER J, PLANTE M, VERGOTEI, et al. Gemcitabine plus carboplatin compared with carboplatin in patients with platinum-sensitive recurrent ovarian cancer: an intergroup trial of the AGO-OVAR, the NCICCTG, and the EORTCGCG. J Clin Oncol, 2006, 24 (29): 4699-4707.

[2] AGHAJANIAN C, BLANK SV, GOFF BA, et al. OCEANS: a randomized, double-blind, placebo-controlled phase Ⅲ trial of chemotherapy with or without bevacizumab in patients with platinum-sensitive recurrent epithelial ovarian, primary peritoneal, or fallopian tube cancer. J Clin Oncol, 2012, 30 (17): 2039-2045.

[3] PUJADE-LAURAINE E, WAGNER U, AAVALL-LUNDQVIST E, et al. Pegylated liposomal doxorubicin and carboplatin compared with paclitaxel and carboplatin for patients with platinum-sensitive ovarian cancer in late relapse. J Clin Oncol, 2010, 28 (20): 3323-3329.

[4] PFISTERER J, SHANNON CM, BAUMANN K, et al. Bevacizumab and platinum-based combinations for recurrent ovarian cancer: a randomised, open-label, phase 3 trial. Lancet Oncol, 2020, 21 (5): 699-709.

[5] PARMAR MK, LEDERMANN JA, COLOMBO N, et al. Paclitaxel plus platinum-based chemotherapy versus conventional platinum-based chemotherapy in women with relapsed ovarian cancer: the ICON4/AGO-OVAR-2. 2 trial. Lancet, 2003, 361 (9375): 2099-2106.

[6] COLEMAN RL, BRADY MF, HERZOG TJ, et al. Bevacizumab and paclitaxel-carboplatin chemotherapy and secondary cytoreduction in recurrent, platinum-sensitive ovarian cancer (NRG Oncology/Gynecologic Oncology Group

study GOG-0213): a multicentre, open-label, randomised, phase 3 trial. Lancet Oncol, 2017, 18 (6): 779-791.

[7] ROSE PG. Gemcitabine reverses platinum resistance in platinum-resistant ovarian and peritoneal carcinoma. Int J Gynecol Cancer, 2005, 15 (Suppl 1): 18-22.

[8] BURGER RA, SILL MW, MONK BJ, et al. Phase Ⅱ trial of bevacizumab in persistent or recurrent epithelial ovarian cancer or primary peritoneal cancer: a Gynecologic Oncology Group Study. J Clin Oncol, 2007, 25 (33): 5165-5171.

[9] CANNISTRA SA, MATULONIS UA, PENSON RT, et al. Phase Ⅱ study of bevacizumab in patients with platinum-resistant ovarian cancer or peritoneal serous cancer. J Clin Oncol, 2007, 25 (33): 5180-5186.

[10] KAUFMAN B, SHAPIRA-FROMMER R, SCHMUTZLER RK, et al. Olaparib monotherapy in patients with advanced cancer and a germline *BRCA1/2* mutation. J Clin Oncol, 2015, 33 (3): 244-250.

[11] SWISHER EM, LIN KK, OZA AM, et al. Rucaparib in relapsed, platinum-sensitive high-grade ovarian carcinoma (ARIEL2 Part 1): an international, multicentre, open-label, phase 2 trial. Lancet Oncol, 2017, 18 (1): 75-87.

[12] STRAUSS HG, HENZE A, TEICHMANN A, et al. Phase Ⅱ trial of docetaxel and carboplatin in recurrent platinum-sensitive ovarian, peritoneal and tubal cancer. Gynecol Oncol, 2007, 104 (3): 612-616.

[13] KUSHNER DM, CONNOR JP, SANCHEZ F, et al. Weekly docetaxel and carboplatin for recurrent ovarian and peritoneal cancer: a phase Ⅱ trial. Gynecol Oncol, 2007, 105 (2): 358-364.

[14] KATSUMATA N, YASUDA M, TAKAHASHI F, et al. Dose-dense paclitaxel once a week in combination with carboplatin every 3 weeks for advanced ovarian cancer: a phase 3, open-label, randomised controlled trial. Lancet, 2009, 374 (9698): 1331-1338.

[15] SUGIYAMA T, OKAMOTO A, ENOMOTO T, et al. Randomized phase Ⅲ trial of irinotecan plus cisplatin compared with paclitaxel plus carboplatin as first-line chemotherapy for ovarian clear cell carcinoma: JGOG3017/GCIG Trial. J Clin Oncol, 2016, 34 (24): 2881-2887.

[16] HARTER P, SEHOULI J, VERGOTE I, et al. Randomized trial of cytoreductive surgery for relapsed ovarian cancer.

N Engl J Med, 2021, 385 (23): 2123-2131.

[17] SHI TY, ZHU JQ, FENG YL, et al. Secondary cytoreduction followed by chemotherapy versus chemotherapy alone in platinum-sensitive relapsed ovarian cancer (SOC-1): a multicentre, open-label, randomised, phase 3 trial. Lancet Oncol, 2021, 22 (4): 439-449.

[18] LE DT, DURHAM JN, SMITH KN, et al. Mismatch repair deficiency predicts response of solid tumors to PD-1 blockade. Science, 2017, 357 (6349): 409-413.

[19] PUJADE-LAURAINE E, LEDERMANN JA, SELLE F, et al. Olaparib tablets as maintenance therapy in patients with platinum-sensitive, relapsed ovarian cancer and a *BRCA1/2* mutation (SOLO2/ENGOT-Ov21): a double-blind, randomised, placebo-controlled, phase 3 trial. Lancet Oncol, 2017, 18 (9): 1274-1284.

[20] KRISTELEIT R, SHAPIRO GI, BURRIS HA, et al. A phase Ⅰ-Ⅱ study of the oral PARP inhibitor rucaparib in patients with germline BRCA 1/2-mutated ovarian carcinoma or other solid tumors. Clin Cancers Res, 2017, 23 (15): 4095-4106.

[21] SWISHER EM, LIN KK, OZA AM, et al. Rucaparib in relapsed, platinum-sensitive high-grade ovarian carcinoma (ARIEL 2 part1): an international, multicenter, open-label, phase 2 trial. Lancet Oncol, 2017, 18 (1): 75-87.

[22] MIRZA MR, MONK BJ, HERRSTEDT J, et al. Niraparib maintenance therapy in platinum-sensitive, recurrent ovarian cancer. N Engl J Med, 2016, 375 (22): 2154-2164.

[23] GE L, LI N, YUAN GW, et al. Nedaplatin and paclitaxel compared with carboplatin and paclitaxel for patients with platinum-sensitive recurrent ovarian cancer. Am J Cancer Res, 2018, 8 (6): 1074-1082.

[24] PENSON RT, VALENCIA RV, CIBULA D, et al. Olaparib versus nonplatinum chemotherapy in patients with platinum-sensitive relapsed ovarian cancer and a germline *BRCA1/2* mutation (SOLO3): a randomized phase Ⅲ trial. J Clin Oncol, 2020, 38 (11): 1164-1174.

[25] VANDERSTICHELE A, NIEUWENHUYSEN E V, HAN SN, et al. Randomized phase Ⅱ CLIO study on olaparib

monotherapy versus chemotherapy in platinum-resistant ovarian cancer. J Clin Oncol, 2019, 37 (15_suppl): 5507.

[26] LI N, ZHANG Y, WANG J, et al. Fuzuloparib maintenance therapy in patients with platinum-sensitive, recurrent ovarian carcinoma (FZOCUS-2): a multicenter, randomized, double-blind, placebo-controlled, phase Ⅲ trial. J Clin Oncol, 2022, 40 (22): 2436-2446.

[27] MIRZA MR, ÅVALL LUNDQVIST E, BIRRER MJ, et al. Niraparib plus bevacizumab versus niraparib alone for platinum-sensitive recurrent ovarian cancer (NSGO-AVANOVA2/ENGOT-ov24): a randomised, phase 2, superiority trial. Lancet Oncol, 2019, 20 (10): 1409-1419.

[28] LI N, BU H, LIU J, et al. Efficacy and safety of oral poly (ADP-ribose) polymerase inhibitor fluzoparib in patients with BRCA1/2 mutations and recurrent ovarian cancer. Clin Cancer Res, 2021, 27 (9): 2452-2458.

[29] WU XH, ZHU JQ, WANG J, et al. 820P Phase Ⅱ study of pamiparib in Chinese patients (pts) with advanced ovarian cancer (aOC). Ann Oncol, 2020, 31 (suppl_4): S619-S620.

[30] POVEDA A, LHEUREUX S, COLOMBO N, et al. Olaparib maintenance monotherapy in platinum-sensitive relapsed ovarian cancer patients without a germline *BRCA1*/*BRCA2* mutation: OPINION primary analysis. Gynecol Oncol, 2022, 164 (3): 498-504.

[31] POVED A, LHEUREUX S, COLOMBO N, et al. Olaparib maintenancemonotherapy in platinum-sensitive relapsed ovarian cancer patients without agermline *BRCA1*/*BRCA2* mutation: OPINION primary analysis. Gynecol Oncol, 2022, 164 (3): 498-504.

[32] WU X, ZHU J, YIN R, et al. Niraparib maintenance therapy using an individualised starting dose in patients with platinum-sensitive recurrent ovarian cancer (NORA): final overall survival analysis of a phase 3 randomised, placebo-controlled trial. EClinicalMedicine, 2024, 72: 102629.

[33] GAO Q, ZHU J, ZHAO W, et al. Olaparib maintenance monotherapy in Asian patients with platinum-sensitive relapsed ovarian cancer: phase Ⅲ trial (L-MOCA). Clin Cancer Res, 2022, 28 (11): 2278-2285.

[34] RICHARDSON DL, MOORE KN, VERGOTE I, et al. Phase 1b study of mirvetuximab soravtansine, a folate receptor alpha (FRα)-targeting antibody-drug conjugate, in combination with carboplatin and bevacizumab in patients with platinum-sensitive ovarian cancer. Gynecol Oncol, 2024, 185: 186-193.
[35] SOLOMON BJ, DRILON A, LIN JJ, et al. 1372P Repotrectinib in patients (pts) with *NTRK* fusion-positive (NTRK+) advanced solid tumors, including NSCLC: update from the phase Ⅰ/ Ⅱ TRIDENT-1 trial. Ann Oncol, 2023, 34 (Supplement 2): S787-S788.

8.2 铂耐药复发卵巢上皮癌的治疗[a]

Ⅰ级推荐	Ⅱ级推荐	Ⅲ级推荐
多柔比星脂质体 ± 贝伐珠单抗 紫杉醇周疗 ± 贝伐珠单抗 托泊替康 ± 贝伐珠单抗 多西他赛 口服依托泊苷 吉西他滨 ± 贝伐珠单抗	多柔比星脂质体 + 阿帕替尼[b] 对于无铂治疗间隔在 3~6 个月的铂耐药复发患者（非铂难治），可考虑以铂为基础的方案（单药或联合）：卡铂 / 多柔比星脂质体 ± 贝伐珠单抗、卡铂 / 紫杉醇 ± 贝伐珠单抗、卡铂、卡铂 / 多西他赛、卡铂 / 紫杉醇（周疗，适用于>70 岁）、卡铂 / 吉西他滨 ± 贝伐珠单抗、吉西他滨 / 顺铂、卡铂 / 白蛋白结合型紫杉醇	口服 CTX+ 贝伐珠单抗［2B 类］ 白蛋白结合型紫杉醇［2B 类］ 奈达铂［2B 类］ PARP 抑制剂[c]［2B 类］ 六甲蜜胺［2B 类］ 卡培他滨［2B 类］ 环磷酰胺［2B 类］ 多柔比星［2B 类］ 异环磷酰胺［2B 类］ 伊立替康［2B 类］ 奥沙利铂［2B 类］ 紫杉醇［2B 类］ 培美曲塞［2B 类］ 长春瑞滨［2B 类］

Ⅰ级推荐	Ⅱ级推荐	Ⅲ级推荐
	索米妥昔单抗[f] 化疗 + 苏维西塔单抗[g]	内分泌治疗[d]［2B类］ 贝伐珠单抗［2B类］ 免疫检查点抑制剂[e]［2B类］ 索拉非尼 + 托泊替康［2B类］ 达拉非尼 + 曲美替尼（*BRAF* V600E阳性） 塞普替尼（*RET*基因融合阳性肿瘤） 贝美替尼（binimetinib）（低级别浆液性癌） 德曲妥珠单抗（适用于HER2表达2+或3+者） 拉罗替尼、恩曲替尼、瑞普替尼（*NTRK*基因融合者）［2B类］ 索米妥昔单抗 + 贝伐珠单抗[h]［3类］

注：鼓励复发卵巢癌患者参加临床研究。除特殊标注外，上述证据类别均为2A类。

【注释】

a 铂耐药型复发是指发现肿瘤复发时间与既往含铂方案末次化疗时间之间的间隔<6 个月或者肿瘤在初始治疗或复发治疗过程中进展。

b 多柔比星脂质体 40mg/m^2，静脉滴注，d1；阿帕替尼 250mg，口服，每日 1 次，d1~28。每 4 周重复。根据不良反应，可适当下调药物剂量。

c PARP 抑制剂适用于携带 *BRCA* 基因突变且既往未用过 PARP 抑制剂的患者。

d 内分泌治疗可选择的药物参考铂敏感复发卵巢上皮癌可选择的内分泌治疗药物。

e 帕博利珠单抗可用于 MSI-H、dMMR 或 TMB ≥ 10 突变 /Mb 的晚期实体瘤；替雷利珠单抗及恩沃利单抗可用于 MSI-H、dMMR 的晚期实体瘤；斯鲁利单抗可用于 MSI-H 的晚期实体瘤，dostarlimab 可用于 dMMR/MSI-H 的复发或晚期肿瘤。

f 铂耐药复发卵巢癌，免疫组织化学检测肿瘤组织 FRα，≥ 75% 存活肿瘤细胞中具有 PS2+ 的强度的患者可以考虑使用索米妥昔单抗。

g 化疗药物为紫杉醇周疗、托泊替康或聚乙二醇化脂质体多柔比星。基于苏维西塔单抗联合化疗用于铂耐药复发卵巢癌的Ⅲ期、随机、双盲、安慰剂对照研究（SCORES）共纳入 421 例患者，结果显示苏维西塔单抗联合化疗（紫杉醇周疗、托泊替康或聚乙二醇化脂质体多柔比星）患者的 PFS 中位数达 5.49 个月，较安慰剂联合化疗（2.73 个月）显著延长（HR=0.46，P<0.000 1）；苏维西塔单抗组的 OS 中位数为 15.31 个月，安慰剂组为 14.03 个月（HR=0.768，P=0.030 4）。

h 索米妥昔单抗联合贝伐珠单抗用于复发卵巢癌（FRα 表达 ≥ 25% 的存活肿瘤细胞至少中等强度 2+ 膜染色阳性）的Ⅰb/Ⅱ期、单臂研究（FORWARD Ⅱ)，其中铂耐药复发者 94 例：ORR 为

44%，DoR 为 10.9 个月，DoR 中位数为 9.7 个月，PFS 中位数为 8.2 个月。

非铂类药物化疗方案

多柔比星脂质体（2B 类）
多柔比星脂质体 40mg/m^2，静脉滴注，d1，每 4 周重复
（可联合贝伐珠单抗 10mg/kg，静脉滴注，每 2 周重复）

紫杉醇（2B 类）
紫杉醇 80mg/m^2，静脉滴注，d1、d8、d15、d22，每 4 周重复
（可联合贝伐珠单抗 10mg/kg，静脉滴注，每 2 周重复）

托泊替康（2B 类）
托泊替康 1.25mg/m^2，静脉滴注，d1~5，每 3 周重复
（可联合贝伐珠单抗 15mg/kg，静脉滴注，每 3 周重复）

吉西他滨（2B 类）
吉西他滨 1 000mg/m^2，静脉滴注，d1、d8，每 3 周重复

白蛋白结合型紫杉醇（2B 类）

白蛋白结合型紫杉醇 260mg/m^2，静脉滴注，d1，每 3 周重复

依托泊苷（VP16）（2B 类）

依托泊苷 50mg，口服，2 次 /d，d1~10，每 3 周重复

贝伐珠单抗 15mg/kg+ 吉西他滨 1 000mg/m^2，静脉注射，d1

吉西他滨 1 000mg/m^2，静脉注射，d8

每 3 周重复，直至疾病进展或出现不可接受的不良反应

六甲蜜胺（2B 类）

六甲蜜胺 260mg/（m^2・d），口服，d1~14，每 4 周重复，共 6 周期

卡培他滨（2B 类）

卡培他滨 1 000mg/m^2，口服，每日 2 次，d1~14，每 3 周重复

环磷酰胺（2B 类）

环磷酰胺 75mg/m^2，静脉滴注，d1，每 3 周重复，共 6 周期

异环磷酰胺（2B 类）

异环磷酰胺 1.0g/（m^2·d），静脉滴注 1 小时，d1~5，每 4 周重复，最多 6 周期

伊立替康（2B 类）

伊立替康 100mg/m^2，静脉滴注，90 分钟，d1、d8、d15，每 4 周重复，最多 6 周期

培美曲塞（2B 类）

培美曲塞 900mg/m^2，静脉滴注，d1，每 3 周重复

长春瑞滨（2B 类）

长春瑞滨 30mg/m^2，静脉滴注，d1、d8，每 3 周重复

索米妥昔单抗

索米妥昔单抗 6mg/kg，静脉滴注，d1，每 3 周重复

内分泌治疗方案

芳香化酶抑制剂

阿那曲唑（2B 类）

阿那曲唑 1mg/d，持续口服直至进展或不可耐受

依西美坦（2B 类）

依西美坦 25mg/d，持续口服直至进展或不可耐受

来曲唑（2B 类）

来曲唑 2.5mg/d，持续口服直至进展或不可耐受

醋酸亮丙瑞林（2B 类）

醋酸亮丙瑞林 1mg/d，皮下注射

或

醋酸亮丙瑞林 3.75mg，皮下或肌内注射，每月一次

或

醋酸亮丙瑞林 11.25mg，皮下注射，每 3 个月一次

醋酸甲地孕酮（2B 类）

一般剂量型：醋酸甲地孕酮 160mg/d，口服，或

高剂量型：醋酸甲地孕酮 800mg/d，口服，持续 4 周后，转为 400mg/d，口服，直至疾病进展

他莫昔芬（2B 类）

他莫昔芬 20~40mg/d，口服，持续口服直至疾病进展或不可耐受

氟维司群（2B 类）

氟维司群 500mg，臀部肌内注射，d1；250mg 臀部肌内注射，d15、d29；之后 250mg 臀部肌内注射，每 4 周一次直至疾病进展或不耐受

参考文献

[1] BARBER EL, ZSIROS E, LURAIN JR, et al. The combination of intravenous bevacizumab and metronomic oral cyclophosphamide is an effective regimen for platinum-resistant recurrent ovarian cancer. J Gynecol Oncol, 2013, 24 (3): 258-264.

[2] ROSE PG, BLESSING JA, BALL HG, et al. A phase Ⅱ study of docetaxel in paclitaxel-resistant ovarian and peritoneal carcinoma: a Gynecologic Oncology Group study. Gynecol Oncol, 2003, 88 (2): 130-135.

[3] ROSE PG, BLESSING JA, MAYER AR, et al. Prolonged oral etoposide as second-line therapy for platinum-resistant and platinum-sensitive ovarian carcinoma: a Gynecologic Oncology Group study. J Clin Oncol, 1998, 16 (2): 405-410.

[4] MUTCH DG, ORLANDO M, GOSS T, et al. Randomized phase Ⅲ trial of gemcitabine compared with pegylated liposomal doxorubicin in patients with platinum-resistant ovarian cancer. J Clin Oncol, 2007, 25 (19): 2811-2818.

[5] FERRANDINA G, LUDOVISI M, LORUSSO D, et al. Phase Ⅲ trial of gemcitabine compared with pegylated liposomal doxorubicin in progressive or recurrent ovarian cancer. J Clin Oncol, 2008, 26 (6): 890-896.

[6] PUJADE-LAURAINE E, HILPERT F, WEBER B, et al. Bevacizumab combined with chemotherapy for platinum-resistant recurrent ovarian cancer: the AURELIA open-label randomized phase Ⅲ trial. J Clin Oncol, 2014, 32 (13): 1302-1308.

[7] MARKMAN M, BLESSING J, RUBIN SC, et al. Phase Ⅱ trial of weekly paclitaxel (80mg/m^2) in platinum and paclitaxel-resistant ovarian and primary peritoneal cancers: a Gynecologic Oncology Group study. Gynecol Oncol, 2006, 101 (3): 436-440.

[8] GORDON AN, TONDA M, SUN S, et al. Long-term survival advantage for women treated with pegylated liposomal

doxorubicin compared with topotecan in a phase 3 randomized study of recurrent and refractory epithelial ovarian cancer. Gynecol Oncol, 2004, 95 (1): 1-8.

[9] SEHOULI J, STENGEL D, HARTER P, et al. Topotecan weekly versus conventional 5-day schedule in patients with platinum-resistant ovarian cancer: a randomized multicenter phase Ⅱ trial of the North-Eastern German Society of Gynecological Oncology Ovarian Cancer Study Group. J Clin Oncol, 2011, 29 (2): 242-248.

[10] CHEKEROV R, HILPERT F, MAHNER S, et al. Sorafenib plus topotecan versus placebo plus topotecan for platinum-resistant ovarian cancer (TRIAS): a multicentre, randomised, double-blind, placebo-controlled, phase 2 trial. Lancet Oncol, 2018, 19 (9): 1247-1258.

[11] BURGER RA, SILL MW, MONK BJ, et al. Phase Ⅱ trial of bevacizumab in persistent or recurrent epithelial ovarian cancer or primary peritoneal cancer: a Gynecologic Oncology Group Study. J Clin Oncol, 2007, 25 (33): 5165-5171.

[12] CANNISTRA SA, MATULONIS UA, PENSON RT, et al. Phase Ⅱ study of bevacizumab in patients with platinum-resistant ovarian cancer or peritoneal serous cancer. J Clin Oncol, 2007, 25 (33): 5180-5186.

[13] KAUFMAN B, SHAPIRA-FROMMER R, SCHMUTZLER RK, et al. Olaparib monotherapy in patients with advanced cancer and a germline BRCA1/2 mutation. J Clin Oncol, 2015, 33 (3): 244-250.

[14] SWISHER EM, LIN KK, OZA AM, et al. Rucaparib in relapsed, platinum-sensitive high-grade ovarian carcinoma (ARIEL2 Part 1): an international, multicentre, open-label, phase 2 trial. Lancet Oncol, 2017, 18 (1): 75-87.

[15] LE DT, DURHAM JN, SMITH KN, et al. Mismatch repair deficiency predicts response of solid tumors to PD-1 blockade. Science, 2017, 357 (6349): 409-413.

[16] WANG T, TANG J, YANG H, et al. Effect of apatinib plus pegylated liposomal doxorubicin vs. pegylated liposomal doxorubicin alone on platinum-resistant recurrent ovarian cancer: the APPROVE randomized clinical trial. JAMA Oncol, 2022, 8 (8): 1169-1176.

[17] DOMCHEK SM, AGHAJANIAN C, SHAPIRA-FROMMER R, et al. Efficacy and safety of olaparib monotherapy in germline BRCA1/2 mutation carriers with advanced ovarian cancer and three or more lines of prior therapy. Gynecol Oncol, 2016, 140 (2): 199-203.

[18] MOORE KN, SECORD AA, GELLER MA, et al. Niraparib monotherapy for late-line treatment of ovarian cancer (QUADRA): a multicentre, open-label, single-arm, phase 2 trial. Lancet Oncol, 2019, 20 (5): 636-648.

[19] VANDERSTICHELE A, NIEUWENHUYSEN E V, HAN S N, et al. Randomized phase Ⅱ CLIO study on olaparib monotherapy versus chemotherapy in platinum-resistant ovarian cancer. J Clin Oncol, 2019, 37 (15_suppl): 5507.

[20] BALASUBRAMANIAM S, BEAVER JA, HORTON S, et al. FDA approval summary: rucaparib for the treatment of patients with deleterious BRCA mutation-associated advanced ovarian cancer. Clin Cancer Res, 2017, 23 (23): 7165-7170.

[21] KONSTANTINOPOULOS PA, WAGGONER S, VIDAL GA, et al. Single-arm phases 1 and 2 trial of niraparib in combination with pembrolizumab in patients with recurrent platinum-resistant ovarian carcinoma. JAMA Oncol, 2019, 5 (8): 1141-1149.

[22] PIGNATA S, LORUSSO D, SCAMBIA G, et al. Pazopanib plus weekly paclitaxel versus weekly paclitaxel alone for platinum-resistant or platinum-refractory advanced ovarian cancer (MITO 11): a randomised, open-label, phase 2 trial. Lancet Oncol, 2015, 16 (5): 561-568.

[23] WU XH, ZHU JQ, WANG J, et al. 820P Phase Ⅱ study of pamiparib in Chinese patients (pts) with advanced ovarian cancer (aOC). Ann Oncol, 2020, 31 (suppl_4): S619-S620.

[24] MIAO M, DENG G, LUO S, et al. A phase Ⅱ study of apatinib in patients with recurrent epithelial ovarian cancer. Gynecol Oncol, 2018, 148 (2): 286-290.

[25] LAN CY, WANG Y, XIONG Y, et al. Apatinib combined with oral etoposide in patients with platinum-resistant or platinum-refractory ovarian cancer (AEROC): a phase 2, single-arm, prospective study. Lancet Oncol, 2018, 19 (9):

1239-1246.

[26] CHEKEROV R, HILPERT F, MAHNER S, et al. Sorafenib plus topotecan versus placebo plus topotecan for platinum-resistant ovarian cancer (TRIAS): a multicentre, randomised, double-blind, placebo-controlled, phase 2 trial. Lancet Oncol, 2018, 19 (9): 1247-1258.

[27] MARTH C, VERGOTE I, SCAMBIA G, et al. ENGOT-ov-6/TRINOVA-2: randomised, double-blind, phase 3 study of pegylated liposomal doxorubicin plus trebananib or placebo in women with recurrent partially platinum-sensitive or resistant ovarian cancer. Eur J Cancer, 2017, 70: 111-121.

[28] MOORE KN, ANGELERGUES A, KONECNY GE, et al. Mirvetuximab soravtansine in FRα-positive, platinum-resistant ovarian cancer. N Engl J Med, 2023, 389 (23): 2162-2174.

[29] YUAN GW, LI QS, LOU G, et al. Final analysis of SCORES, a phase Ⅲ randomized, double-blinded, placebo-controlled study of suvemcitug combined with chemotherapy for platinum-resistant ovarian cancer. J Clin Oncol, 2025, 43 (16_suppl): 5554.

[30] GILBERT L, OAKNIN A, MATULONIS UA, et al. Safety and efficacy of mirvetuximab soravtansine, a folate receptor alpha (FRα)-targeting antibody-drug conjugate (ADC), in combination with bevacizumab in patients with platinum-resistant ovarian cancer. Gynecol Oncol, 2023, 170: 241-247.

[31] SOLOMON BJ, DRILON A, LIN JJ, et al. 1372P Repotrectinib in patients (pts) with NTRK fusion-positive (NTRK+) advanced solid tumors, including NSCLC: Update from the phase Ⅰ/Ⅱ TRIDENT-1 trial. Ann Oncol, 2023, 34 (Supplement 2): S787-S788.

9　卵巢恶性生殖细胞肿瘤

9.1 卵巢恶性生殖细胞肿瘤概述

卵巢恶性生殖细胞肿瘤是一种少见的卵巢恶性肿瘤，占所有卵巢恶性肿瘤的 2%~3%，但在亚洲人群中占到 15%。好发于儿童、青少年和年轻女性，诊断年龄中位数是 16~20 岁，特殊部位的恶性生殖细胞肿瘤常发生于初潮前的幼女。病理类型包括无性细胞瘤、未成熟畸胎瘤、胚胎癌、卵黄囊瘤和与妊娠无关的绒癌等，主要根据形态特点进行诊断。多数患者以发现盆腔包块为首诊症状，常有血清肿瘤标志物的异常升高，卵黄囊瘤和未成熟畸胎瘤多有血清甲胎蛋白（AFP）的明显升高，而胚胎性癌和卵巢绒癌多有人绒毛膜促性腺激素（β-hCG）升高。大部分患者诊断时为早期，以 I 期患者较为常见。由于恶性生殖细胞肿瘤患者多为有生育要求的年轻女性，其治疗理念是在追求肿瘤治愈的同时尽量保留生育功能，主要治疗手段包括手术和化疗，大部分患者预后较好，5 年生存率超过 85%。

参考文献

[1] WHO CLASSIFICATION OF TUMOURS EDITORIAL BOARD. WHO classification of tumours: female genital tumours. 5th ed. Lyon (France): International Agency for Research on Cancer, 2020.

[2] NASIOUDIS D, MASTROYANNIS SA, LATIF NA, et al. Trends in the surgical management of malignant ovarian germcell tumors. Gynecol Oncol, 2020, 157 (1): 89-93.

[3] 刘倩，丁西来，杨佳欣，等．卵巢恶性生殖细胞肿瘤手术治疗方式及疗效的多中心临床研究．中华妇产科杂志，2013, 48 (3): 188-192.

[4] MANGILI G, SIGISMONDI C, GADDUCCI A, et al. Outcome and risk factors for recurrence in malignant ovarian germ cell tumors: a MITO-9 retrospective study. Int J Gynecol Cancer, 2011, 21 (8): 1414-1421.
[5] GERSHENSON DM, FRAZIER AL. Conundrums in the management of malignant ovarian germ cell tumors: toward lessening acute morbidity and late effects of treatment. Gynecol Oncol, 2016, 143 (2): 428-432.

9.2 卵巢恶性生殖细胞肿瘤的诊断及检查

9.2.1 诊断及检查原则

部位	Ⅰ级推荐	Ⅱ级推荐	Ⅲ级推荐
原发肿瘤部位	体格检查（包括妇科三合诊检查） AFP[a]、CA199、CA125、β-hCG[b]、SCC[c]、NSE[d] 等血清肿瘤标志物检查，乳酸脱氢酶（LDH[e]），性激素 超声检查 CT 或 MRI 检查（平扫 + 增强）		
区域或全身评估	体格检查（包括妇科三合诊检查） AFP、CA199、CA125、β-hCG、鳞癌相关抗原（SCC）、NSE 等血清肿瘤标志物检查，LDH，性激素 超声检查 CT 或 MRI 检查（平扫 + 增强） 血常规、肝肾功等重要器官功能评价 营养状况评价 组织活检或腹水、胸腔积液等细胞学检查 生殖内分泌评估及不孕评估（必要时）	PET/CT（必要时） 全身骨扫描（必要时） 胃肠镜检查（必要时）	

【注释】

a AFP 升高多见于卵黄囊瘤和未成熟畸胎瘤，但未成熟畸胎瘤患者血清 AFP 水平一般比卵黄囊瘤低。

b β-hCG 升高多见于卵巢原发绒癌，向滋养层细胞分化的胚胎癌和含孤立合体或朗格汉斯巨细胞的无性细胞瘤患者可有 β-hCG 的低水平升高。

c SCC 升高常见于成熟性畸胎瘤鳞癌变，升高水平与肿瘤扩散和转移有关。

d 未成熟畸胎瘤亦可出现神经元特异性烯醇化酶（NSE）的升高。

e LDH 升高常见于无性细胞瘤。

9.2.2 病理学分类[a]

<table>
<tr><th colspan="2">分类</th><th>病理类型</th><th>性质</th></tr>
<tr><td rowspan="8">生殖细胞肿瘤</td><td rowspan="2"></td><td>成熟性畸胎瘤</td><td>良性</td></tr>
<tr><td>无性细胞瘤
卵黄囊瘤
胚胎性癌
非妊娠性绒癌
未成熟畸胎瘤
混合性生殖细胞肿瘤</td><td>恶性</td></tr>
<tr><td rowspan="6">单胚层畸胎瘤和起源于畸胎瘤囊肿的体细胞型肿瘤</td><td>良性卵巢甲状腺肿
良性囊性畸胎瘤</td><td>良性</td></tr>
<tr><td>甲状腺肿类癌</td><td>交界性</td></tr>
<tr><td>畸胎瘤伴恶性转化
起源于畸胎瘤的神经外胚层恶性肿瘤</td><td>恶性</td></tr>
<tr><td>富细胞性纤维瘤</td><td>交界性</td></tr>
<tr><td>恶性类固醇细胞瘤
纤维肉瘤</td><td>恶性</td></tr>
<tr style="display:none"></tr>
<tr><td>生殖细胞 - 性索间质肿瘤</td><td></td><td>性腺母细胞瘤
混合性生殖细胞 - 性索间质肿瘤，非特指</td><td>交界性[b]</td></tr>
</table>

【注释】

a 病理学分类来源于 2020 年世界卫生组织（World Health Organization，WHO）卵巢肿瘤组织病理学分类第 5 版。

b 混合性生殖细胞 - 性索间质肿瘤罕见，肿瘤性质根据具体肿瘤成分确定。

9.3 手术病理分期（卵巢癌、输卵管癌及腹膜癌分期 FIGO 2014）

卵巢生殖细胞肿瘤的手术病理分期参考国际妇产科联合会（FIGO）上皮性癌的分期系统。

9.4 卵巢恶性生殖细胞肿瘤的治疗

初始治疗时规范化的手术和化疗是影响卵巢恶性生殖细胞肿瘤患者预后的关键因素。由于恶性生殖细胞肿瘤多发于儿童、青少年和年轻女性，制订手术计划时应考虑保留患者生育功能，强调多学科联合，与生殖遗传医生共同评估患者生育能力。手术是恶性生殖细胞肿瘤诊治的首要治疗方法，主要目的是尽可能彻底切除肿瘤。化疗是卵巢恶性生殖细胞肿瘤治疗的重要组成部分，大部分患者对化疗敏感，足量、足疗程的规范化疗是其疗效的保证。鉴于化疗药物不同的不良反应，需要在化疗期间和化疗间期给予恰当的辅助支持治疗，如使用镇吐、水化、粒细胞集落刺激因子（G-CSF）和非甾体抗炎药（NSAID）等处理。

9.4.1 初次手术治疗原则

对于没有生育要求的患者，手术可参照上皮性卵巢恶性肿瘤。对于年轻、有生育要求的女性，无论肿瘤期别，均可考虑行保留生育功能的手术。研究显示，是否行全面分期手术对患者的预后影响不大。因此，手术不强调全面分期，但要追求肿瘤切除干净，没有肿瘤残留，特别强调手术过程中将肿瘤完整取出，避免医源性肿瘤破裂。

临床诊断	分层	Ⅰ级推荐	Ⅱ级推荐	Ⅲ级推荐
生殖细胞肿瘤（无论肿瘤分期）	不保留生育功能	全面分期术[a]		
	要求保留生育功能	保留生育功能手术[b]± 全面分期术		

【注释】

a 全面分期手术范围包括全子宫、双附件、大网膜切除 + 盆腔淋巴结切除 + 腹主动脉旁淋巴结切除 + 腹盆腔腹膜多点活检，主要目的是排除更高期别的疾病。

b 保留生育功能的手术：若肿瘤为单侧，行完整切除受累卵巢（不做穿刺抽液），输卵管无受累可保留 / 行患侧附件切除，保留子宫和健侧附件；若肿瘤为双侧，谨慎评估后，可考虑行肿瘤剥除术，或者行双附件切除，仅保留子宫；若肿瘤累及子宫表面，可谨慎考虑在切净肿瘤后保留子宫，推荐生殖遗传医生进行评估并给出临床指导。在生殖细胞肿瘤中，晚期或双侧肿瘤并不常见，切除患侧附件的保留生育功能手术是相对安全的。对于早期的儿童、青少年和年轻女性恶性生殖细胞肿瘤，可以不行系统性淋巴结切除术，仅对影像学和术中探查可疑的淋巴结进行活检；检查对侧卵巢，仅对可疑者活检；检查大网膜，仅对可疑处进行活检。

9.4.2 前次手术不充分和 / 或未全面分期后的处理

病理类型	分层	Ⅰ级推荐	Ⅱ级推荐	Ⅲ级推荐
Ⅰ期无性细胞瘤 Ⅰ期未成熟畸胎瘤 G_1	影像学（+）[a] 肿瘤标志物（+）[b]	有生育要求：保留生育功能手术 + 全面分期术 无生育要求：全面分期术		
	影像学（–）[c] 肿瘤标志物（+）		观察，密切检测肿瘤标志物直到正常	
	影像学（–） 肿瘤标志物（–）[d]		观察	
Ⅱ期及以上无性细胞瘤 Ⅱ期及以上未成熟畸胎瘤 G_1 胚胎癌 卵黄囊瘤 未成熟畸胎瘤 $G_{2\sim3}$ 非妊娠性绒癌 混合组织学类型	影像学（+） 肿瘤标志物（+）	有生育要求：保留生育功能手术 + 全面分期术 无生育要求：包括减瘤术的全面分期术或化疗	化疗后评价为 CR 患者可观察	
	影像学（–） 肿瘤标志物（+/–）	化疗		

【注释】

a 影像学（+）表示影像学检查发现有可测量病灶。

b 肿瘤标志物（+）表示血清肿瘤标志物异常升高，例如 AFP 升高多见于卵黄囊瘤和未成熟畸胎瘤，β-hCG 升高多见于卵巢原发绒癌和胚胎性癌，SCC 升高见于成熟性畸胎瘤鳞癌变，LDH 升高常见于无性细胞瘤。

c 影像学（–）表示影像学检查没有发现可测量病灶。

d 肿瘤标志物（–）表示血清肿瘤标志物正常。

9.4.3 术后辅助治疗

恶性生殖细胞肿瘤中，Ⅰ期的无性细胞瘤和Ⅰ期 G_1 的未成熟畸胎瘤可以考虑观察，其他类型和期别的患者在术后均需要辅助化疗。

诊断	Ⅰ级推荐	Ⅱ级推荐	Ⅲ级推荐
ⅠA 期无性细胞瘤 ⅠA 期 G_1 未成熟畸胎瘤	观察		
任何期别的胚胎癌 任何期别的卵黄囊瘤 ⅠB~Ⅳ期的无性细胞瘤 Ⅰ期 $G_{2\sim3}$ 的未成熟畸胎瘤 任何期别的非妊娠绒癌	BEP 方案化疗 3~4 周期 [a]		

【注释】

a BEP 方案：博来霉素 30mg，肌内注射，每周一次，连续 12 周＋依托泊苷 100mg/m^2，静脉滴注，d1~5+ 顺铂 20mg/m^2，静脉滴注，d1~5，每 3 周重复，Ⅰ期推荐 3 周期，Ⅱ期及以上推荐 4 周期。具体化疗周期数，还应结合患者术前肿瘤负荷及手术情况，对于手术后有残留病灶者，应在肿瘤标志物正常后至少再加 2 周期化疗。当博来霉素达到终身剂量时即停药，后续化疗改为

EP 方案。

注意博来霉素的终身累积剂量为 250mg/m^2，一般 ≤ 360mg。由于博来霉素对儿童 / 青少年患者影响较大，化疗过程中可考虑减量，将博来霉素改为每周期 1 次或者去除博来霉素化疗。因此，儿童 / 青少年患者的 BEP 方案：① 3 天方案，博来霉素 15mg/m^2，肌内注射，d1+ 依托泊苷 167mg/m^2，静脉滴注，d1~3+ 顺铂 33mg/m^2，静脉滴注，d1~3，每 3 周重复；② 5 天方案，博来霉素 15mg/m^2，肌内注射，d1/ 去除 + 依托泊苷 100mg/m^2，静脉滴注，d1~5+ 顺铂 20mg/m^2，静脉滴注，d1~5，每 3 周重复。

9.4.4 术后辅助化疗（一线化疗）

病理类型	Ⅰ级推荐	Ⅱ级推荐	Ⅲ级推荐
恶性生殖细胞肿瘤	BEP 方案化疗 3~4 周期 [a]		依托泊苷 + 卡铂 [b]3 周期

【注释】

a 同 9.4.3 注释 a。

b 依托泊苷 + 卡铂适用于需要减轻化疗反应的ⅠB~ Ⅲ期无性细胞瘤患者。依托泊苷 120mg/m^2，静脉滴注，d1~3+ 卡铂 400mg/m^2，静脉滴注，d1，每 28 天重复，予 3 周期化疗。

9.4.5 一线治疗结束后处理

病理类型	分层	Ⅰ级推荐	Ⅱ级推荐	Ⅲ级推荐
恶性生殖细胞肿瘤	完全临床缓解	观察		
	肿瘤标志物正常 影像学有残留病灶	手术切除[a] 观察		
	肿瘤标志物持续升高且有明确残留病灶	TIP（紫杉醇＋异环磷酰胺＋顺铂）[b]		

【注释】

a 手术切除病灶病理学检查为坏死组织，则转入随访观察；病理学检查为良性畸胎瘤，行全身 CT 或 MR 影像学评估无病灶，可转入随访观察；病理学检查为残留的恶性组织，考虑辅助以铂为基础的化疗 2 个疗程，之后行全身 CT 或 MR 影像学评估无病灶，可转入随访观察。

b TIP 方案：紫杉醇 250mg/m^2，静脉滴注，d1+ 异环磷酰胺 1 500mg/m^2，d2~5+ 顺铂 25mg/m^2，静脉滴注，d2~5，每 3 周重复，予 4 周期化疗。试用期间，注意美司钠在异环磷酰胺给药前 15 分钟，以及给药后 4 小时和 8 小时使用，剂量为异环磷酰胺使用量的 20%，用法为静脉推注。

9.4.6 复发后治疗

恶性生殖细胞肿瘤出现复发后应评价再次手术的意义，能否达到满意减瘤以及能否耐受手术，如能满意减瘤则首选手术，术后辅助化疗。没有手术机会者参考下述化疗方案。

病理类型	Ⅰ级推荐	Ⅱ级推荐	Ⅲ级推荐
恶性生殖细胞肿瘤	TIP	BEP（博来霉素累积剂量未达 360mg 可考虑选用） EP（依托泊苷 / 顺铂）（既往未使用过） 多西他赛 多西他赛 / 卡铂 依托泊苷（口服） VIP（依托泊苷 / 异环磷酰胺 / 顺铂） 吉西他滨 / 紫杉醇 / 奥沙利铂 吉西他滨 / 奥沙利铂 紫杉醇 紫杉醇 / 卡铂 紫杉醇 / 吉西他滨 紫杉醇 / 异环磷酰胺 帕博利珠单抗（MSI-H/dMMR 或 TMB-H） VeIP（长春新碱 / 异环磷酰胺 / 顺铂） VAC（长春新碱 / 放线菌素 / 环磷酰胺） 单纯支持治疗 大剂量化疗 + 骨髓移植	

【注释】

a NCCN 指南推荐大剂量化疗 + 骨髓移植用于复发性生殖细胞恶性肿瘤。该方案：依托泊苷 750mg/m^2，静脉滴注，d1~3+ 卡铂 700mg/m^2，静脉滴注，d1~3，第 5 天常规进行骨髓移植。对于复发患者，该方案仍有治愈可能，但强烈推荐在有经验的医院进行。

参考文献

[1] 杨佳欣，沈铿，曹冬焱，等．妇科恶性生殖细胞肿瘤的诊治与研究进展．中国科学（生命科学），2021, 51 (8): 1007-1016.

[2] 金滢，潘凌亚，黄惠芳，等．全面分期手术对卵巢恶性生殖细胞肿瘤初治患者预后的影响．中华妇产科杂志，2005, 40 (12): 826-830.

[3] 施全，陈文静，廖秋林，等．儿童及青少年生殖细胞肿瘤的临床病理特征与文献复习．中国妇幼保健，2016, 31 (24): 5381-5385.

[4] NASIOUDIS D, MASTROYANNIS SA, LATIF NA, et al. Trends in the surgical management of malignant ovarian germcell tumors. Gynecol Oncol, 2020, 157 (1): 89-93.

[5] LOW JJ, ILANCHERAN A, NG JS. Malignant ovarian germ-cell tumours. Best Pract Res Clin Obstet Gynaecol, 2012, 26 (3): 347-355.

[6] TURKMEN O, KARALOK A, BASARAN D, et al. Fertility-sparing surgery should be the standard treatment in patients with malignant ovarian germ cell tumors. J Adolesc Young Adult Oncol, 2017, 6 (2): 270-276.

[7] QIN B, XU W, LI Y. The impact of lymphadenectomy on prognosis and survival of clinically apparent early-stage

malignant ovarian germ cell tumors. Jpn J Clin Oncol, 2020, 50 (3): 282-287.
[8] BROWN J, FRIEDLANDER M, BACKES FJ, et al. Gynecologic Cancer Intergroup (GCIG) consensus review for ovarian germ cell tumors. Int J Gynecol Cancer, 2014, 24 (9 Suppl 3): S48-S54.
[9] BILLMIRE DF, CULLEN JW, RESCORLA FJ, et al. Surveillance after initial surgery for pediatric and adolescent girls with stage Ⅰ ovarian germ cell tumors: report from the Children's Oncology Group. J Clin Oncol, 2014, 32 (5): 465-470.
[10] FRIEDMAN DL, CHEN L, WOLDEN S, et al. Dose-intensive response-based chemotherapy and radiation therapy for children and adolescents with newly diagnosed intermediate-risk hodgkin lymphoma: a report from the Children's Oncology Group Study AHOD0031. J Clin Oncol, 2014, 32 (32): 3651-3658.
[11] WEINBERG LE, LURAIN JR, SINGH DK, et al. Survival and reproductive outcomes in women treated for malignant ovarian germ cell tumors. Gynecol Oncol, 2011, 121 (2): 285-289.
[12] DE GIORGI U, RICHARD S, BADOGLIO M, et al. Salvage high-dose chemotherapy in female patients with relapsed/refractory germ-cell tumors: a retrospective analysis of the European Group for Blood and Marrow Transplantation (EBMT). Ann Oncol, 2017, 28 (8): 1910-1916.
[13] ZHANG R, SUN Y C, ZHANG G Y, et al. Treatment of malignant ovarian germ cell tumors and preservation of fertility. Eur J Gynaecol Oncol, 2012, 33 (5): 489-492.
[14] 于靖蓉,吴令英.卵巢恶性生殖细胞肿瘤的诊疗研究现况.癌症进展, 2008, 6 (3): 284-292.
[15] 于靖蓉,吴令英.复发性卵巢恶性生殖细胞肿瘤研究进展.癌症进展, 2008, 6 (5): 468-472.
[16] 张蓉,章文华,吴令英,等.顺铂联合化疗治疗卵巢恶性生殖细胞肿瘤.中国肿瘤临床, 2002, 29 (3): 164-166, 170.
[17] LI HJ, HONG WJ, ZHANG R, et al. Retrospective analysis of 67 consecutive cases of pure ovarian immature teratoma. Chin Med J (Engl), 2022, 115 (10): 1496-1500.

10 卵巢性索间质肿瘤

10.1 卵巢性索间质肿瘤概述

卵巢性索间质肿瘤约占卵巢恶性肿瘤的 5%，是卵巢肿瘤主要亚型中最少见的一种。大多数卵巢性索间质肿瘤局限于一侧卵巢，具有低度恶性潜能。其年龄标准化发生率（0.20/10 万女性）远低于上皮性卵巢癌（15.48/10 万女性）和卵巢恶性生殖细胞肿瘤（0.41/10 万女性）。与上皮性卵巢癌和卵巢恶性生殖细胞肿瘤相比，卵巢性索间质肿瘤可发生在各个年龄段。例如，幼年型颗粒细胞瘤、支持-间质细胞肿瘤和硬化间质肿瘤主要发生在青春期前期的女孩和 30 岁以内的妇女，而成人型颗粒细胞瘤通常发生在 50~55 岁的中老年妇女。卵巢性索间质肿瘤病因尚不明，没有明确的高危因素，目前也没有发现卵巢性索间质肿瘤的发生具有遗传倾向。

卵巢性索间质肿瘤常具有分泌甾体激素的功能，导致患者出现雌激素或雄激素异常升高相关的临床症状与体征，故又称功能性卵巢肿瘤。卵巢性索间质肿瘤大部分为良性，仅有部分为低度恶性。即使为恶性，由于该类肿瘤进展缓慢，发现时通常为早期，预后较好。本指南主要针对卵巢性索间质肿瘤的诊治，综合目前国际及国内研究结果，既体现目前诊治水平的先进性，也结合我国国情，为临床实践提供有价值的参考。

参考文献

[1] GATTA G, VAN DER ZWAN JM, CASALI PG, et al. Rare cancers are not so rare: the rare cancer burden in Europe. Eur J Cancer, 2011, 47 (17): 2493-2511.

[2] PRAT J, MUTTER GL. Pathology of the female reproductive tract. 3rd ed. Oxford: Elsevier Health Sciences, 2014.

10.2 卵巢性索间质肿瘤病理学分类[a]

2020 年 WHO 第 5 版卵巢肿瘤组织学分类 - 卵巢性索间质肿瘤

分类		病理类型	性质
性索间质肿瘤	单纯间质肿瘤	纤维瘤 卵泡膜细胞瘤 硬化性腹膜炎相关的黄素化卵泡膜细胞瘤 硬化性间质瘤 微囊性间质瘤 印戒细胞间质瘤 卵巢 Leydig 细胞瘤 类固醇细胞瘤	良性
		富细胞性纤维瘤	交界性
		恶性类固醇细胞瘤 纤维肉瘤	恶性

分类		病理类型	性质
性索间质肿瘤	单纯性索肿瘤	幼年型颗粒细胞瘤 Sertoli 细胞瘤 环状小管性索瘤	交界性
		成年型颗粒细胞瘤	恶性
	混合性索间质肿瘤	Sertoli-Leydig 细胞瘤，高分化	良性
		Sertoli-Leydig 细胞瘤，中分化 Sertoli-Leydig 细胞瘤，网状型 性索肿瘤，非特指 两性母细胞瘤	交界性
		Sertoli-Leydig 细胞瘤，低分化	恶性
生殖细胞 - 性索间质肿瘤		性腺母细胞瘤 混合性生殖细胞 - 性索间质肿瘤，非特指	交界性 [b]

【注释】

a 病理学分类来源于 2020 年 WHO 卵巢肿瘤组织病理学分类第 5 版。

b 混合性生殖细胞 - 性索间质肿瘤罕见，肿瘤性质须根据具体肿瘤成分确定。

性索间质肿瘤以形态学诊断为基础，分子检测有助于鉴别诊断。粒层细胞肿瘤中，成年型（AGCT）和幼年型粒层细胞瘤（JGCT）的生物学行为不同，已知 90% 以上的 AGCT 病例中含有体细胞 *FOXL2* 突变，在 60% 和 30% 的 JGCT 中检测到 *AKT1* 和 *GNAS* 的激活改变（gsp 突变）。Sertoli-Leydig 细胞肿瘤中分为三个不同的亚型：*DICER1* 突变型（患者年龄较小，中低分化的肿瘤，网状或异源性成分）、*FOXL2* 突变型（绝经后患者，中 - 低分化肿瘤，无网状或异源性成分）和 *DICER1*/*FOXL2* 野生型（患者年龄中等，无网状或异源性成分，一般分化良好）。另外，微囊性间质瘤含有 *CTNNB1* 或较少见的 *APC* 突变，并可能偶尔是家族性腺瘤性息肉病的结肠外表现。诊断困难时，相关的分子检测有助于精确分类。

参考文献

[1] ADHIKARI L, HASSELL LA. WHO classification.(2023-03-14)[2023-08-02]. https://www. pathologyoutlines. com/topic/ovarytumorwhoclassif. html.

10.3 卵巢性索间质肿瘤诊断及检查

10.3.1 诊断及检查原则

肿瘤类型	Ⅰ级推荐	Ⅱ级推荐	Ⅲ级推荐
纤维瘤	体格检查 CA125 等肿瘤标志物检测 超声检查[a] CT 或 MRI 检查（平扫 + 增强）		
卵泡膜细胞瘤	体格检查[b] 肿瘤标志物检测 性激素检测[b] 超声检查[c] CT 或 MRI 检查（平扫 + 增强） 分段诊刮[d]		

诊断及检查原则（续）

肿瘤类型	Ⅰ级推荐	Ⅱ级推荐	Ⅲ级推荐
纤维肉瘤	体格检查 肿瘤标志物检测 超声检查[e] CT 或 MRI 检查（平扫 + 增强）		
黄素化卵泡膜细胞瘤	体格检查 肿瘤标志物检测 超声检查[f] CT 或 MRI 检查（平扫 + 增强）		
颗粒细胞瘤	体格检查[g] 抑制素[h]，AMH，CA125 等肿瘤标志物检测 性激素[g]检测 超声检查[i] CT 或 MRI 检查（平扫 + 增强）		

诊断及检查原则（续）

肿瘤类型	Ⅰ级推荐	Ⅱ级推荐	Ⅲ级推荐
Sertoli-Leydig 细胞瘤	体格检查 [j] 抑制素 [h]，AFP，CA125 等肿瘤标志物检测 性激素 [j] 检测 超声 [k] CT 或 MRI 检查（平扫 + 增强）		
环管状性索瘤	体格检查 [l] 肿瘤标志物检测 性激素检测 [l] 超声检查 [m] CT 或 MRI 检查（平扫 + 增强）		
支持细胞瘤	体格检查 [n] 肿瘤标志物检测 超声检查 [o] CT 或 MRI 检查（平扫 + 增强）		肾素检测

【注释】

a 通常为单侧高回声或低回声肿块，偶见钙化或囊性变性。10%~15% 病例伴腹水。

b 通常伴有雌激素过多症状，包括异常子宫出血、子宫内膜瘤变或儿童性早熟。

c 单侧实性肿物，直径最大可达 40cm，腹水少见。

d 约 15% 病例伴有子宫内膜增生，20% 病例伴有子宫内膜癌变。

e 单侧实性肿物，可伴有出血和坏死区域。

f 双侧实性肿物，常伴大量腹水。

g 超过一半的患者出现雌激素过多症状。男性化体征少见。

h 包括抑制素 A 和抑制素 B 的水平。

i 通常是单侧的、有回声的、分隔的囊性或实性肿块。

j 超过 1/3 的患者伴有血清雄激素升高，出现男性化体征，包括多毛症、痤疮、脱发（男性型脱发）、月经异常（月经稀发、闭经）、阴蒂肥大和声音低沉等。不到 1/3 的患者伴有雌激素过多相关症状。

k 肿物体积较大，多为单侧，实性，可伴紧密排列的小囊肿区域。

l 绝大多数患者伴有雌激素过多相关症状。

m 散发型常为单侧巨大肿物，无钙化；波伊茨 - 耶格综合征（Peutz-Jeghers syndrome）相关型通常为双侧多灶性小肿物，伴钙化。

n 约 50% 可产生功能性激素，常见雌激素过多相关症状。

o 单侧实性肿物，可伴有数个囊性区域。

10.3.2 相关标志物及性激素变化

肿瘤类型	AFP	β-hCG	LDH	E_2	Inhibin	T	A4	DHEA	AMH
纤维瘤	–	–	–	–	–	–	–	–	–
卵泡膜细胞瘤	–	–	–	±	±	–	–	–	–
颗粒细胞瘤	–	–	–	±	+	±	–	–	+
环管状性索瘤	–	–	–	+	–	–	–	–	–
Sertoli-Leydig 细胞瘤	±	–	–	±	±	±	±	±	–
支持细胞瘤	–	–	–	–	±	±	–	–	–

注：“–”表示正常；“+”表示升高；“±”表示可有升高，也可在正常范围内。

AFP. 甲胎蛋白；β-hCG. 人绒毛膜促性腺激素；LDH. 乳酸脱氢酶；E_2. 雌二醇；T. 睾酮；A4. 雄烯二酮；DHEA. 脱氢表雄烯二酮；AMH. 抗米勒管激素。

【注释】

卵巢性索间质肿瘤患者通常因为肿块导致腹部或盆腔症状而就诊，或者通过体格检查或影像学偶然发现附件肿块，其诊断和检查原则大致同卵巢上皮癌（详见卵巢上皮癌相关章节）。对于合并附件肿块和内分泌效应的患者，通常应考虑性索间质肿瘤，因为大多数附件肿块极少有内分泌效应。此时，诊断性检查应包括相应的激素实验室检查。例如，有男性化表现时检测总睾酮；存在过量雌激素的体征时检测雌二醇；可能还需检测性索间质肿瘤标志物，如抑制素 A、抑制素 B、AFP 等。

参考文献

[1] AL-HUSSAINI M, AL-OTHMAN Y, HIJAZI E, et al. A report of ovarian Sertoli-Leydig cell tumors with heterologous intestinal-type glands and alpha fetoprotein elevation and review of the literature. Int J Gynecol Pathol, 2018, 37 (3): 275-283.

[2] LIM D, OLIVA E. Ovarian sex cord-stromal tumours: an update in recent molecular advances. Pathology, 2018, 50 (2): 178-189.

[3] YOUNG RH, SCULLY RE. Ovarian Sertoli-Leydig cell tumors: a clinicopathological analysis of 207 cases. Am J Surg Pathol, 1985, 9 (8): 543-569.

[4] PODFIGURNA-STOPA A, CZYZYK A, KATULSKI K, et al. Recurrent endometrial hyperplasia as a presentation of estrogen-secreting thecoma: case report and minireview of the literature. Gynecol Endocrinol, 2016, 32 (3): 184-187.

[5] 周利，宣之东，李秀娟. 超声联合 CA125、HE4 检测对卵巢性索间质肿瘤的诊断分析. 影像科学与光化学，2022, 40 (3): 545-549.

[6] 崔延安，李静，袁翠平，等. 卵巢性索间质类肿瘤的 CT、MRI 特征及相关临床病理. 临床放射学杂志，2017, 36 (1): 74-79.

10.4 手术病理分期及风险评估

恶性卵巢性索间质肿瘤的分期一般采用最初由国际妇产科联合会（FIGO）制定的上皮性卵巢癌的分期系统（卵巢癌、输卵管癌及腹膜癌分期 FIGO 2014，详见上皮性卵巢癌相关章节）。FIGO 分期和肿瘤是否破裂与预后密切相关，年龄（>50 岁）及肿瘤大小（>5cm）与卵巢性索间质肿瘤预后无明确相关性。

参考文献

[1] PRAT J. Staging classification for cancer of the ovary, fallopian tube, and peritoneum. Int J Gynaecol Obstet, 2014, 124 (1): 1-5.

[2] GERSHENSON DM. Current advances in the management of malignant germ cell and sex cord-stromal tumors of the ovary. Gynecol Oncol, 2012, 125 (3): 515-517.

10.5 恶性卵巢性索间质肿瘤手术治疗原则

分期[a，b]	分层	Ⅰ级推荐	Ⅱ级推荐	Ⅲ级推荐
临床Ⅰ期（肿瘤局限于卵巢）	要求保留生育功能的年轻患者	保留生育能力的全面分期术[c，d，e]［2A 类］	术后须进行随访监测。完成生育后可考虑根治性手术，ⅠA 期不合并中高危因素者可严密随访［2B 类］	
	不保留生育功能	全面分期术[f]［2A 类］		
临床Ⅱ、Ⅲ、Ⅳ期	不保留生育功能	全面分期术或肿瘤细胞减灭术[f]［2A 类］		

【注释】

a 对于良性性索间质肿瘤，应按照良性卵巢肿瘤原则处理。单侧肿瘤应行卵巢肿瘤剔除术或患侧附件切除术，双侧肿瘤者应行双侧卵巢肿瘤剔除术。绝经后妇女可考虑行全子宫及双侧附件切除术。

b 恶性卵巢性索间质肿瘤手术治疗原则依据组织类型、分期及年龄而有所不同。

c 腹水细胞学 / 腹腔冲洗液检查，患侧附件切除、大网膜切除、探查对侧卵巢、腹膜和任何可疑病变多点活检或切除；术前影像学评估及术中探查未发现淋巴结可疑转移者，可不行系统性淋巴清扫；不推荐单纯卵巢肿瘤剥除术。

d ⅠC 期幼年型颗粒细胞瘤患者是否可保留生育功能仍有争议。

e 颗粒细胞瘤患者术前须行诊断性刮宫术，以排除合并子宫内膜癌的风险。

f 腹水细胞学 / 腹腔冲洗液检查，全子宫切除、双侧附件切除、大网膜切除、腹膜和任何可疑病变多点活检或切除，可不行系统性淋巴清扫。

参考文献

[1] YANG B, YU Y, CHEN J, et al. Possibility of women treated with fertility-sparing surgery for non-epithelial ovarian tumors to safely and successfully become pregnant: a Chinese retrospective cohort study among 148 cases. Front Med, 2018, 12 (5): 509-517.

[2] ZHANG N, CHEN R, HUA K, et al. A retrospective study of reproductive outcomes after fertility-sparing surgery and postoperative adjuvant chemotherapy in malignant ovarian germ cell tumors and sex cord-stromal tumors. J Ovarian Res, 2017, 10 (1): 52.

[3] KARALOK A, UREYEN I, TASCI T, et al. Maximum surgical effort is warranted for recurrent adult granulosa cell tumors of ovary. Tumori, 2016, 102 (4): 404-408.

[4] FLEMING GF, SEIDMAN J, YEMELYANOVA A, et al. Principles and practice of gynecologic oncology. 7th ed. Philadelphia: Lippincott Williams Wilkins, 2017: 611-705.

[5] CHENG H, PENG J, YANG Z, et al. Prognostic significance of lymphadenectomyin malignant ovarian sex cord stromal tumor: a retrospective cohort study and meta-analysis. Gynecol Oncol, 2018, 148 (1): 91-96.

[6] VAN MEURS HS, BLEEKER MC, VAN DER VELDEN J, et al. The incidence of endometrial hyperplasia and cancer in 1031 patients with a granulosa cell tumor of the ovary: long-term follow-up in a population-based cohort study. Int J Gynecol Cancer, 2013, 23 (8): 1417-1422.

10.6 恶性卵巢性索间质肿瘤术后辅助治疗

分期[a, b]	分层	Ⅰ级推荐	Ⅱ级推荐	Ⅲ级推荐
Ⅰ期	低危组	密切随访，不需要术后辅助治疗[a]［2A类］		
	中危组（存在异源性成分）	观察或考虑以铂类为基础的辅助化疗方案[b, c]［2A类］		
	高危组[d]（ⅠC期肿瘤破裂或低分化肿瘤）			
Ⅱ～Ⅳ期	范围局限的肿瘤	以铂类为基础的辅助化疗方案[b, c]［2A类］	放疗［2B类］	
	其他	以铂类为基础的辅助化疗方案[b, c]［2A类］		

【注释】

a 对于颗粒细胞瘤患者，可随访抗米勒管激素和抑制素水平。

b 首选TC方案（紫杉醇＋卡铂），次选EP方案（依托泊苷＋顺铂）或BEP方案（博来霉素＋依托泊苷＋顺铂）。具体用药剂量请参考卵巢上皮癌或生殖细胞肿瘤相关章节。

c 化疗选择应注意：博来霉素慎用于年龄 70 岁以上或先前存在肺基础疾病的患者。

d 高危组的定义：肿瘤破裂，ⅠC 期，低分化肿瘤以及肿瘤大于 10~15cm。

参考文献

[1] GERSHENSON DM. Current advances in the management of malignant germ cell and sex cord-stromal tumors of the ovary. Gynecol Oncol, 2012, 125 (3): 515-517.

[2] BROWN J, SHVARTSMAN HS, DEAVERS MT, et al. The activity of taxanes in the treatment of sex cord-stromal ovarian tumors. J Clin Oncol, 2004, 22 (17): 3517-3523.

[3] RAY-COQUARD I, MORICE P, LORUSSO D, et al. Non-epithelial ovarian cancer: ESMO clinical practice guidelines for diagnosis, treatment and follow-up. Ann Oncol, 2018, 29 (Suppl 4): iv1-iv18.

10.7 复发性恶性性索间质肿瘤的治疗

分层	Ⅰ级推荐	Ⅱ级推荐	Ⅲ级推荐
评估可达到满意减瘤手术	二次减瘤手术[a]+铂类为基础的联合化疗[b]［2A 类］		
评估无法达到满意减瘤手术	以铂类为基础的化疗方案[b]［2A 类］		贝伐珠单抗［3 类］ 芳香化酶抑制剂 他莫昔芬 盐酸亮丙瑞林［适用于颗粒细胞肿瘤，2B 类］

【注释】

a 因性索间质肿瘤对化疗不敏感，总体生长速度较缓慢，复发后应积极争取二次减瘤手术。

b 常用化疗方案包括 TC 方案（紫杉醇 + 卡铂）、BEP 方案（博来霉素 + 依托泊苷 + 顺铂）（初次治疗未使用该方案）、EP 方案（依托泊苷 + 顺铂）（初次治疗未使用该方案）、紫杉醇 + 异环磷酰胺、多西他赛、紫杉醇等。具体用药剂量请参考卵巢上皮癌或生殖细胞肿瘤相关章节。

参考文献

[1] LI J, YANG W, WU X. Prognostic factors and role of salvage surgery in chemorefractory ovarian germ cell malignancies: a study in Chinese patients. Gynecol Oncol, 2007, 105 (3): 769-775.

[2] BROWN J, BRADY WE, SCHINK J, et al. Efficacy and safety of bevacizumab in recurrent sex cord-stromal ovarian tumors: results of a phase 2 trial of the Gynecologic Oncology Group. Cancer, 2014, 120 (3): 344-351.

[3] VAN MEURS HS, VAN LONKHUIJZEN LR, LIMPENS J, et al. Hormone therapy in ovarian granulosa cell tumors: a systematic review. Gynecol Oncol, 2014, 134 (1): 196-205.

11 卵巢上皮性交界性肿瘤

11.1 卵巢上皮性交界性肿瘤概述

卵巢上皮性交界性肿瘤（borderline ovarian tumor，BOT）简称卵巢交界瘤，是指在病理形态学特征、生物学行为及预后介于良性和恶性之间的一组低度恶性潜能的卵巢肿瘤，占卵巢上皮性肿瘤的 14%~20%。卵巢交界瘤好发于年轻女性，发病年龄中位数为 30~40 岁，较上皮性浸润癌患者早 10 岁以上。病灶常局限于卵巢，病情进展缓慢，约 75% 患者初诊时为 I 期，浆液性交界瘤可伴有卵巢外病灶，黏液性交界瘤卵巢外病灶罕见，手术是主要治疗手段。总体预后良好，5 年生存率 I 期患者为 95%~97%，Ⅱ~Ⅳ期为 65%~87%。但有少数患者多次复发，浆液性交界瘤复发与浸润性种植有关。卵巢交界瘤发病率较低，目前缺乏高级别循证医学证据支持其诊治方法。本指南主要针对卵巢交界瘤的诊治，综合目前国际及国内研究结果，既体现目前诊治水平的先进性，也结合我国国情，为临床实践提供有价值的参考。

11.2 卵巢上皮性交界性肿瘤诊断及检查

部位	Ⅰ级推荐	Ⅱ级推荐	Ⅲ级推荐
原发肿瘤部分	体格检查（包括妇科三合诊检查）[a] CA125、CEA、CA199 等血清肿瘤标志物检查 [b] 超声检查 [c] MR[d] 或 CT 检查（平扫 + 增强）		
区域评估和全身评估	体格检查 [a] CA125、CEA、CA199 等血清肿瘤标志物检查 [b] 超声检查 [c] MR[d] 或 CT 检查（平扫 + 增强） 血常规、肝肾功能等重要器官的功能评价		

注：除特殊标注外，上述证据类别均为 2A 类。

11.2.1 诊断及检查原则

【注释】

a 可触及盆腔或腹部肿块，多为单侧。

b 40%~65% 的卵巢交界瘤患者血清 CA125 升高，常见于浆液性交界瘤；约 28% 的患者血清 CA199 升高，常见于黏液性交界瘤。升高程度介于良性与恶性肿瘤之间，缺乏特异性。

c 特征性表现为盆腔囊实性包块，内有分隔或乳头样突起及血流信号。其中浆液性卵巢交界瘤一般为单房，内壁上有乳头单个或多个，包膜完整；黏液性卵巢交界瘤则一般较大，多房隔，非纯囊性，有房隔密集区、房隔增厚或有乳头，包膜完整。除肿瘤包膜可测到血流信号外，内部乳头上、增厚的隔上能测定到血流信号。

d MR 是目前最好的影像学检查方法，灵敏度为 45.5%，特异度为 96.1%。蜂窝状子房、囊壁厚（≥5mm）、有突起是卵巢交界瘤三征象。

11.2.2 病理学诊断

根据第 5 版 WHO 肿瘤分类，卵巢交界瘤组织学分类包括浆液性交界瘤、黏液性交界瘤、子宫内膜样交界瘤、透明细胞交界瘤、交界性 Brenner 瘤和浆黏液性交界瘤。其中浆液性交界瘤、黏液性交界瘤占 90% 以上，其余类型少见。

卵巢浆液性交界瘤是一种非浸润性、低级别、增殖性浆液性上皮性肿瘤。肿瘤直径一般>5cm，可能位于囊内（表现为赘生物）和 / 或外生性伴表面累及，大约 1/3 病例为双侧性肿瘤。浆液性交界瘤的病理特征：伴有多级分支状乳头或微乳头 / 筛状模式，低级别细胞学特点，增殖占比 10% 以上，无间质浸润。浆液性交界瘤有一个亚型即浆液性交界瘤微乳头亚型。若存在单灶浸润最大径<5mm 的浸润灶，应诊断为浆液性交界瘤伴微浸润。种植病灶是指浆液性交界瘤的卵巢外病灶，种植病灶可分为浸润性和非浸润性。如果存在浸润性种植，则预后与低级别浆液性癌相似。浆液性交界瘤可累及淋

巴结，特征类似于非浸润性上皮性种植，并不等同于转移癌，但淋巴结分期为 N_1。浆液性交界瘤与 *KRAS* 和 *BRAF* 体系突变有关，是低级别浆液性癌的前驱病变。

卵巢黏液性交界瘤是一种具有胃肠型上皮分化的结构复杂的非浸润性黏液性肿瘤。肿瘤大小平均约 20cm，最大可达 50cm，几乎总是单侧发生。肿瘤外表面光滑，多房。囊内壁光滑，囊内含有黏液，但也可能有实性区。肿瘤的囊壁被覆胃肠型黏液上皮，具有不同程度的上皮复层化、细胞簇和绒毛状或细长丝状乳头，至少占肿瘤的 10%；低级别核异型性；无间质浸润。局灶出现显著细胞异型性，且伴有核分裂象活跃，应考虑上皮内癌的诊断。存在小于 5mm 的浸润灶，应诊断为黏液性交界瘤伴微浸润，微浸润伴显著细胞异型性应诊断为微浸润癌。黏液性交界瘤有时与 Brenner 瘤或成熟性囊性畸胎瘤并发。卵巢黏液性交界瘤合并腹膜病灶少见，且腹膜病灶大多来源于其他部位（阑尾等）的原发性黏液性肿瘤，卵巢黏液性交界瘤本身罕见累及腹膜。黏液性交界瘤与黏液性癌具有相同的免疫组织化学表达谱。黏液性交界瘤起源于黏液性囊腺瘤，并可发展为黏液性癌，也可合并皮样囊肿和 Brenner 瘤。30%~75% 的黏液性交界瘤可发现 *KRAS* 突变。

参考文献

[1] WHO Classification of Tumours Editorial Board. WHO classification of tumours: female genital tumours. 5th ed. Lyon (France): International Agency for Research on Cancer, 2020.

11.3 手术病理分期（卵巢癌、输卵管癌及腹膜癌分期 FIGO 2014）

参照卵巢上皮癌分期。

11.4 卵巢上皮性交界性肿瘤治疗原则

卵巢交界瘤以手术治疗为主，手术范围应根据患者有无生育要求、组织病理学类型、肿瘤期别、初治或复发等进行综合评估。浆液性交界瘤存在浸润性种植（低级别浆液性癌）时建议行化疗、内分泌治疗等辅助治疗。黏液性交界瘤术后处理以随访观察为主。

11.5 手术治疗原则

11.5.1 初次手术原则

临床分期	分层	Ⅰ级推荐	Ⅱ级推荐	Ⅲ级推荐
Ⅰ～Ⅱ期	不保留生育功能	全面分期术[b，c，d]		
	保留生育功能[a]	保留生育功能的全面分期术[c，d，e]		
Ⅲ～Ⅳ期	不保留生育功能	肿瘤细胞减灭术[f]		
	保留生育功能[a]	保留生育功能的肿瘤细胞减灭术[e]		

注：除特殊标注外，上述证据类别均为2A类。

【注释】

a 保留生育功能适用于任何分期的交界性肿瘤患者。

b 包括全面的盆腹腔探查、腹腔冲洗液细胞学检查、全子宫及双侧附件切除、大网膜切除、腹膜多点活检、阑尾切除（黏液性肿瘤）。

c 不推荐常规行淋巴结清扫。浆液性交界瘤微乳头亚型、存在浸润性种植、淋巴结肿大时推荐行淋巴结切除。

d 剖腹纵切口手术是可疑卵巢癌的标准入路。术中须遵守无瘤原则，务必完整切除肿瘤，避免术中肿瘤破裂。局限于卵巢的、年轻的交界瘤患者，可由经验丰富的妇科肿瘤医生行腹腔镜手术，术中应避免肿瘤破裂。

e 单侧肿瘤推荐行患侧附件切除术，保留子宫及对侧附件，术中仔细检查对侧卵巢，外观无异常者不推荐行活检或部分切除。双侧肿瘤推荐行双侧肿瘤剔除，保留子宫。其余切除范围同全面分期术 / 肿瘤细胞减灭术。

f 包括全面的盆腹腔探查、全子宫及双侧附件切除、大网膜切除、所有肉眼可见病灶切除、阑尾切除（黏液性肿瘤）。

参考文献

[1] TROPÉ CG, KAERN J, DAVIDSON B. Borderline ovarian tumours. Best Pract Res Clin Obstet Gynaecol, 2012, 26 (3): 325-336.

[2] COLOMBO N, SESSA C, DU BOIS A, et al. ESMO-ESGO consensus conference recommendations on ovarian cancer: pathology and molecular biology, early and advanced stages, borderline tumours and recurrent disease. Ann Oncol, 2019, 30 (5): 672-705.

[3] ARMSTRONG DK, ALVAREZ RD, BAKKUM-GAMEZ JN, et al. NCCN Guidelines Insights: ovarian cancer, version 1. 2019. J Natl Compr Canc Netw, 2019, 17 (8): 896-909.

[4] VASCONCELOS I, DE SOUSA MENDES M. Conservative surgery in ovarian borderline tumours: a meta-analysis with emphasis on recurrence risk. Eur J Cancer, 2015, 51 (5): 620-631.

[5] HARTER P, GERSHENSON D, LHOMME C, et al. Gynecologic Cancer InterGroup (GCIG) consensus review for ovarian tumors of low malignant potential (borderline ovarian tumors). Int J Gynecol Cancer, 2014, 24 (9 Suppl 3): S5-S8.
[6] MORICE P, DENSCHLAG D, RODOLAKIS A, et al. Recommendations of the Fertility Task Force of the European Society of Gynecologic Oncology about the conservative management of ovarian malignant tumors. Int J Gynecol Cancer, 2011, 21 (5): 951-963.
[7] SCHILDER JM, THOMPSON AM, DEPRIEST PD, et al. Outcome of reproductive age women with stage ⅠA or ⅠC invasive epithelial ovarian cancer treated with fertility-sparing therapy. Gynecol Oncol, 2002, 87 (1): 1-7.
[8] WINTER WE, KUCERA PR, RODGERS W, et al. Surgical staging in patients with ovarian tumors of low malignant potential. Obstet Gynecol, 2002, 100 (4): 671-676.

11.5.2 前次手术不充分和/或未全面分期后的处理

分层		Ⅰ级推荐	Ⅱ级推荐	Ⅲ级推荐
有病灶残留[a] 或 有病理危险因素[b]	不保留生育	全面分期术或 肿瘤细胞减灭术[c]		
	保留生育	保留生育功能的全面分期术或 肿瘤细胞减灭术[c]		
无病灶残留[a]且无病理危险因素[b]		观察		

注：除特殊标注，上述证据类别均为2A类。

【注释】

a 根据初次手术情况及胸腹盆腔 CT（平扫 + 增强）确定，若既往未行 CT 检查，建议补充。

b 浆液性交界瘤的病理危险因素包括浸润性种植、浆液性交界瘤微乳头型、伴微浸润；黏液性交界瘤的病理危险因素包括合并上皮内癌、微浸润癌。

c 同初次手术原则。

参考文献

[1] WHO CLASSIFICATION OF TUMOR EDITORIAL BOARD. WHO classification of tumours: female genital tumours. 5th ed. Lyon (France): International Agency for Research on Cancer, 2020.

[2] WINTER WE, KUCERA PR, RODGERS W, et al. Surgical staging in patients with ovarian tumors of low malignant potential. Obstet Gynecol, 2002, 100 (4): 671-676.

[3] JUNG HJ, PARK JY, KIM DY, et al. Low value of staging in detecting extraovarian occult metastasis in mucinous borderline ovarian tumors. Int J Gynecol Cancer, 2020, 30 (11): 1780-1783.

11.6 术后辅助治疗

病理类型	分层	Ⅰ级推荐	Ⅱ级推荐	Ⅲ级推荐
浆液性	无浸润性种植	观察		
	有浸润性种植（低级别浆液性癌）	参照低级别浆液性癌[a]		
黏液性		观察[b]		

注：除特殊标注外，上述证据类别均为 2A 类。

【注释】

a 卵巢浆液性交界瘤如存在浸润性种植，建议参照低级别浆液性癌进行辅助治疗。

b 卵巢黏液性交界瘤合并腹膜病灶少见，且腹膜病灶大多来源于其他部位（阑尾等）的原发性黏液性肿瘤，卵巢黏液性交界瘤本身罕见累及腹膜。因此，卵巢黏液性交界瘤术后处理以随访观察为主。

参考文献

[1] BURGER CW, PRINSSEN HM, BAAK JP, et al. The management of borderline epithelial tumors of the ovary. Int J Gynecol Cancer, 2000, 10 (3): 181-197.

[2] FISCHEROVA D, ZIKAN M, DUNDR P, et al. Diagnosis, treatment, and follow-up of borderline ovarian tumors. Oncologist, 2012, 17 (12): 1515-1533.

[3] LEAKE JF, CURRIE JL, ROSENSHEIN NB, et al. Long-term follow-up of serous ovarian tumors of low malignant potential. Gynecol Oncol, 1992, 47 (2): 150-158.

[4] BARNHILL DR, KURMAN RJ, BRADY MF, et al. Preliminary analysis of the behavior of stage Ⅰ ovarian serous tumors of low malignant potential: a Gynecologic Oncology Group study. J Clin Oncol, 1995, 13 (11): 2752-2756.

[5] GERSHENSON DM, SILVA EG. Serous ovarian tumor of low malignant potential with peritoneal implants. Cancer, 1990, 65: 578-585.

[6] SHIH KK, ZHOU QC, AGHAJANIAN C, et al. Patterns of recurrence and role of adjuvant chemotherapy in stage Ⅱ-Ⅳ serous ovarian borderline tumors. Gynecol Oncol, 2010, 119 (2): 270-273.

[7] KENNEDY AW, HART WR. Ovarian papillary serous tumors of low malignant potential (serous borderline tumors). A long-term follow-up study, including patients with microinvasion, lymph node metastasis, and transformation to invasive serous carcinoma. Cancer, 1996, 78 (2): 278-286.

[8] GERSHENSON DM. Management of borderline ovarian tumours. Best Pract Res Clin Obstet Gynaecol, 2017, 41: 49-59.

11.7 复发性卵巢上皮性交界性肿瘤

卵巢交界瘤初始治疗结束后须密切随访，随访时间不少于 10 年。5 年以内每 3~6 个月复查，5 年以后每年复查，复查内容包括妇科查体、肿瘤标志物（若初始治疗前升高）、影像学检查（超声、增强 CT、增强 MR）。

卵巢交界肿瘤复发绝大多数仍是交界性肿瘤，浆液性交界瘤进展为浸润性癌的风险仅为 2%~3%，黏液性交界瘤进展为浸润性癌的风险不足 1%。复发性卵巢交界瘤建议行肿瘤细胞减灭术，术后辅助治疗原则见 11.6，如进展为浸润癌，须按复发性卵巢上皮癌进行治疗。复发性卵巢交界性肿瘤手术无法满意切除者，可根据其 *KRAS*、*BRAF* 突变的分子特征，如有可及的靶向药物者，予以靶向治疗。

参考文献

[1] MANGILI G, SOMIGLIANA E, GIORGIONE V, et al. Fertility preservation in women with borderline ovarian tumours. Cancer Treat Rev, 2016, 49: 13-24.

[2] SUN L, LI N, SONG Y, et al. Clinicopathologic features and risk factors for recurrence of mucinous borderline ovarian tumors: a retrospective study with follow-up of more than 10 years. Int J Gynecol Cancer, 2018, 28 (9): 1643-1649.

[3] CHEVROT A, POUGET N, BATS AS, et al. Fertility and prognosis of borderline ovarian tumor after conservative management: results of the multicentric OPTIBOT study by the GINECO & TMRG group. Gynecol Oncol, 2020, 157 (1): 29-35.

[4] JUNG HJ, PARK JY, KIM DY, et al. Low value of staging in detecting extraovarian occult metastasis in mucinous borderline ovarian tumors. Int J Gynecol Cancer, 2020, 30 (11): 1780-1783.

12 PARP 抑制剂不良反应及管理

PARP 抑制剂治疗相关不良反应与药物的在靶效应（on-target effect）及脱靶效应（off-target effect）相关，主要特点：①不同 PARP 抑制剂的不良反应特征相似，但不同药物之间具有一定差异，包括类效应毒性的发生率及独有的非类效应毒性。绝大多数药物相关的不良反应处理可遵循相同的处理原则，但某些药物独有的不良反应须采取相应的处置措施。②轻度或中度不良反应，即不良反应通用术语标准（common terminology criteria for adverse events，CTCAE）1~2 级更为多见。③不良反应具有明显的剂量相关性，大部分可通过暂停用药、减量、对症治疗等方法得到恢复或改善。④大部分不良反应出现在开始服药的前 3 个月，之后毒性症状逐渐缓解。⑤血液学、胃肠道不良反应及疲劳最常见。血液学毒性是导致暂停用药、减量和中止用药的最主要原因。通过严格、积极管理，大部分患者可长期安全服药。

12.1 PARP 抑制剂毒性分级管理原则

分级[a，b]	严重程度
1 级	轻度；无症状或轻度症状；仅临床检查或诊断发现；无须治疗
2 级	中度；需要最小的、局部的或非侵入性治疗；年龄相关的日常生活活动受限
3 级	重度或有重要医学意义，但不会立即危及生命；需要住院治疗或延长住院时间；自理性日常生活活动（如洗澡、穿衣和脱衣、进食、如厕等）受限
4 级	危及生命，需紧急治疗
5 级	不良事件导致死亡

【注释】

a 开始治疗前，医生须告知所有患者 PARP 抑制剂治疗的潜在毒性。治疗期间，患者应及时向医护人员报告可疑症状，并及时就诊，接受评估、检查、诊断，以便医护人员及时采取措施预防严重不良反应。

b 按分级原则进行诊断。按照美国国立卫生研究院癌症研究所制定的《常见不良反应术语评定标准》（CTCAE 5.0）对不良反应的术语和严重程度进行分级。

12.2 PARP 抑制剂减量 / 停药方案

药物	起始剂量	第 1 次减量	第 2 次减量	第 3 次减量	第 4 次减量
奥拉帕利[a]	300mg，2 次 /d	250mg，2 次 /d	200mg，2 次 /d	停药	
尼拉帕利[b]（体重<77kg 或基线血小板计数<150×10⁹/L）	200mg，1 次 /d	100mg，1 次 /d	停药		
尼拉帕利[b]（体重≥77kg 且基线血小板计数≥150×10⁹/L）	300mg，1 次 /d	200mg，1 次 /d	100mg，1 次 /d	停药	
氟唑帕利[c]	150mg，2 次 /d	100mg，2 次 /d	50mg，2 次 /d	停药	
帕米帕利[d]	60mg，2 次 /d	40mg，2 次 /d	20mg，2 次 /d	停药	
塞纳帕利[e]	100mg，1 次 /d	80mg，1 次 /d	60mg，1 次 /d	40mg，1 次 /d	停药

【注释】

a 轻度肾功能损害，无须调整剂量；中度肾功能损害（肌酐清除率 31~50ml/min）的患者，奥拉帕利的推荐剂量为 200mg，2 次 /d；重度肾功能损害或终末期肾病患者不推荐使用。轻度或中度肝功能损害，无须调整剂量；重度肝功能损害不推荐使用。

b 轻中度肾功能损害的患者，尼拉帕利无须调整剂量；重度肾功能损害或终末期肾病患者不推荐使用。轻度或中度肝功能损害，无须调整剂量；重度肝功能损害不推荐使用。

c 轻度肾功能损害患者，氟唑帕利无须调整剂量；中重度肾功能损害患者不推荐使用。轻度肝功能损害，无须调整剂量；中或重度肝功能损害不推荐使用。

d 轻中度肾功能损害，帕米帕利无须调整剂量；重度肾功能损害或终末期肾病患者不推荐使用。轻度肝功能损害，无须调整剂量；中或重度肝功能损害不推荐使用。

e 轻中度肾功能损害，塞纳帕利无须调整剂量；重度肾功能损害或终末期肾病患者不推荐使用。轻度肝功能损害，无须调整剂量；中或重度肝功能损害不推荐使用。

12.3 PARP 抑制剂治疗相关血液学不良反应及管理

血液学毒性是 PARP 抑制剂临床应用中常见的毒性反应之一，不同 PARP 抑制剂引起的血液学毒性特征有所不同。临床上，使用 PARP 抑制剂的患者要定期监测血液学指标，按照 CTCAE 5.0 及不同 PARP 抑制剂的药物减量 / 停药原则进行处理。如果连续停药 28 天或剂量已减至最低，血液学毒性反应仍存在，应咨询血液科医生并进一步检查，并考虑中止 PARP 抑制剂治疗。骨髓增生异常综合征（MDS）或急性髓系白血病（AML）为偶见的严重不良反应，一经确诊，须永久停止 PARP 抑制剂治疗并转诊至血液科医生处进行进一步治疗。

【注释】

a 化疗后骨髓毒性恢复至 1 级及正常时开始 PARP 抑制剂治疗。

b 奥拉帕利治疗最初 12 个月内，推荐在基线及以后每月进行一次全血细胞计数检测，之后定期检测治疗期间可能出现的具有临床意义的参数变化。

c 尼拉帕利治疗第 1 个月内，每周检测一次全血细胞计数，在接下来的 10 个月的治疗中每月检测一次，之后，定期检测治疗期间出现的可能具有临床意义的参数变化。

d 氟唑帕利治疗的前 3 个月内，推荐在基线及随后每 2 周检测一次全血细胞计数，之后定期检测治疗期间可能出现的具有临床意义的参数变化。

e 帕米帕利治疗的前 3 个月内每周检测一次全血细胞计数，之后定期检测治疗期间可能出现的具有临床意义的参数变化。

f 塞纳帕利治疗的前 3 个月内，推荐在基线进行全血细胞计数检测及随后每 2 周检测一次，之后定期检测治疗期间可能出现的具有临床意义的参数变化。

g 如果中断治疗 28 天后血液学毒性仍未缓解，应考虑转诊血液科进行骨髓分析。

h PARP 抑制剂维持治疗时长超过 2 年，应谨慎继续使用 PARP 抑制剂。

12.3.1 PARP 抑制剂治疗相关贫血及管理

贫血大多是 1~2 级，通常出现在 PARP 抑制剂治疗的前 3 个月，总发生率为 24%~69%，3 级以上发生率为 15%~35%。1~2 级贫血可通过调整饮食，补充富含铁元素的食物如绿叶蔬菜、肉类、鱼等来改善。药物治疗方面，可补充叶酸、维生素 B_{12} 等。重复出现贫血应按不同 PARP 抑制剂减量 / 停药的原则进行，避免严重贫血及多次输血。

PARP 抑制剂治疗相关贫血及管理

分级	描述	Ⅰ级推荐	Ⅱ级推荐	Ⅲ级推荐
1 级	100g/L≤血红蛋白（Hb）<正常值下限	监测，继续治疗	暂停治疗，补充铁剂或叶酸和维生素 B_{12} 等	
2 级	80g/L≤Hb<100g/L	监测，继续治疗[a]	同 1 级	
3 级	Hb<80g/L	暂停治疗[b]，根据贫血的类型选择对应的支持性治疗，同时每周监测血细胞计数，待恢复至 1~2 级水平，减量恢复 PARP 抑制剂治疗[c]	若常规治疗无效，建议转至血液科治疗或组织多学科诊疗（MDT）	
4 级	危及生命，需要紧急治疗	暂停治疗最多 28 天，按药物减量 / 停药方案处理继续 PARP 抑制剂治疗，其余同 3 级	可考虑输血，其余同 3 级	

【注释】

a 对于帕米帕利，如首次发生 Hb<90g/L，应暂停给药，直至 Hb ≥ 90g/L 再恢复用药，并下调一个剂量水平。

b 对于奥拉帕利、尼拉帕利，如首次发生 3 级贫血，应暂停给药并对症处理，待 Hb ≥ 90g/L 再恢复用药，并下调一个剂量水平；对于氟唑帕利，如首次发生 3 级贫血，应暂停给药并对症处理，待 Hb ≥ 80g/L 再恢复用药，并下调一个剂量水平；对于塞纳帕利，如首次发生 3 级贫血，应暂停给药并对症处理，待 Hb ≥ 100g/L 再恢复用药，并下调一个剂量水平。

c 如果贫血没有在中断治疗 28 天内缓解，停用 PARP 抑制剂，并且转诊至血液科医生处进行进一步评估。

12.3.2 PARP 抑制剂治疗相关血小板减少及管理

PARP 抑制剂所致的血小板减少发生率为 11%~61%，3 级以上发生率为 1%~34%。血小板减少通常出现在治疗的第 1 个月，之后逐渐恢复。血小板计数 $<100\times10^9/L$ 时，如果有活动性出血或需要接受侵入性手术，则须输注血小板或注射重组人白细胞介素 11（rhIL-11）、重组人血小板生成素（rhTPO）和 / 或口服血小板生成素受体激动剂（TPO-RA）。

PARP 抑制剂治疗相关血小板减少及管理

分级	描述	Ⅰ级推荐	Ⅱ级推荐	Ⅲ级推荐
1 级	$75.0 \times 10^9/L \leq$ 血小板计数<正常值下限	继续治疗[a]，密切观察血小板计数及出血情况		
2 级	$50.0 \times 10^9/L \leq$ 血小板计数 $< 75.0 \times 10^9/L$	同 1 级[b]	TPO-RA	咖啡酸片
3 级	$25.0 \times 10^9/L \leq$ 血小板计数 $< 50.0 \times 10^9/L$	暂停治疗[c]，考虑使用 rhTPO 或 rhIL-11，同时每周观察血小板计数，待恢复至 1~2 级水平，减量 / 停止 PARP 抑制剂治疗[d]	TPO-RA 有出血风险，考虑输注血小板 如同时在使用抗凝药物和抗血小板药物，须减量 常规治疗无效，建议转至血液科治疗或组织多学科诊疗（MDT）	
4 级	血小板计数 $< 25.0 \times 10^9/L$	血小板计数 $< 10.0 \times 10^9/L$ 或有出血风险时，输注血小板 +rhTPO 或 rhIL-11	TPO-RA 考虑中断抗凝药物和抗血小板药物 常规治疗无效，建议转至血液科治疗或组织多学科诊疗（MDT）	

【注释】

a 对于尼拉帕利，首次发生 1~2 级血小板减少时，应暂停给药，最长 28 天，同时监测血细胞计数直到血小板计数 ≥ 100.0 × 10^9/L，恢复用药时须按规定减量或维持原剂量。

b 对于塞纳帕利，首次发生 2 级血小板减少时，应暂停用药，同时监测血细胞计数直到血小板计数 ≥ 75.0 × 10^9/L，恢复用药或按规定减量。

c 当首次发生 3 级血小板减少时，对于奥拉帕利、帕米帕利，应暂停用药并对症处理，每周观察血细胞计数直到血小板计数 ≥ 75.0 × 10^9/L，分别按照规定减量 / 停药；对于氟唑帕利，应暂停给药并对症处理，观察血细胞计数直到血小板计数 ≥ 50.0 × 10^9/L，按照规定减量 / 停药。

d 如果血小板减少没有在中断治疗 28 天内缓解，停用 PARP 抑制剂，并转诊至血液科医生处进行进一步评估。

12.3.3 PARP 抑制剂治疗相关中性粒细胞减少及管理

PARP 抑制剂所导致的中性粒细胞减少总体发生率为 14%~59%，3 级以上发生率为 4%~27%，通常出现在治疗的前 3 个月。

PARP 抑制剂治疗相关中性粒细胞减少及管理

分级	描述	Ⅰ级推荐	Ⅱ级推荐	Ⅲ级推荐
1 级	$1.5\times10^9/L\leqslant$ 中性粒细胞计数<正常值下限	监测，继续治疗		
2 级	$1.0\times10^9/L\leqslant$ 中性粒细胞计数 $<1.5\times10^9/L$	同 1 级		
3 级	$0.5\times10^9/L\leqslant$ 中性粒细胞计数 $<1.0\times10^9/L$	暂停治疗，考虑使用粒细胞集落刺激因子治疗，同时密切监测中性粒细胞计数，待恢复至 $1.5\times10^9/L$[a]，减量/恢复治疗[b]	常规治疗无效建议转至血液科治疗或组织多学科诊疗（MDT）	
4 级	中性粒细胞计数 $<0.5\times10^9/L$	同 3 级	同 3 级	

【注释】

a 若首次发生 3~4 级不伴发热的中性粒细胞减少，应暂停给药并对症处理，待中性粒细胞计数 $\geqslant1.0\times10^9/L$，原剂量恢复用药；如果伴发热或合并血小板计数 $<75.0\times10^9/L$，首次发生应暂停用药，对症处理，待中性粒细胞计数 $\geqslant1.0\times10^9/L$ 且发热消退足够长时间（如 48~72 小时），恢复用药且按规定下调一个剂量水平。

b 如果中性粒细胞减少没有在中断治疗 28 天内缓解，停用 PARP 抑制剂，并且转诊至血液科医生处进行进一步评估。

12.4 PARP 抑制剂治疗相关的非血液学不良反应及管理

PARP 抑制剂非血液学不良反应包括胃肠道毒性、神经系统毒性、心血管毒性等。此类不良反应一般发生在开始治疗的前 4~8 周，绝大部分患者可以通过症状管理缓解症状，而无须暂停给药或减量。常规治疗无效建议转至相关科室治疗或 MDT。PARP 抑制剂非血液学不良反应及处理原则如下。

分级	处理原则
1 级	继续治疗，必要时对症处理
2 级	继续治疗；如果经对症或预防性处理后不良反应未得到控制，考虑中断治疗
3~4 级	暂停治疗，直至降到 1 级以下；如果不良反应是恶心、呕吐或腹泻，在药物对症治疗下缓解 / 恢复，可继续 PARP 抑制剂的治疗；如果因不良反应导致治疗中断，在恢复治疗时应按规则减量（特别是在因同一不良反应，第二次发生给药中断后）；如果已经减到最低有效治疗剂量且 3/4 级毒性反应仍持续超过 28d，应按规则中止 PARP 抑制剂治疗，可以考虑更换具有不同不良反应特征的 PARP 抑制剂

12.4.1 胃肠道不良反应

恶心呕吐是 PARP 抑制剂常见的消化系统不良反应，常发生在治疗早期，恶心发生率为 53%~70%，呕吐发生率为 22%~40%，3 级以上发生率低于 4%。急性恶心呕吐发生在给予药物治疗 24 小时内，一般为给药后的数分钟至数小时，并在给药后 5~6 小时到达高峰，但多在 24 小时内缓解；延迟性恶心呕吐发生在给予药物 24 小时后，用药后 48~72 小时达到最高峰，可持续 6~7 天。腹泻、便秘也是 PARP 抑制剂常见的不良反应，发生率为 19%~34%，随着时间推移而减少。

12.4.1.1 恶心

指南推荐	治疗建议
1 级：食欲降低，不伴进食习惯改变	1 级：加强用药前教育，监测，继续 PARP 抑制剂治疗
2 级：经口摄食减少不伴明显的体重下降，脱水或营养不良	2 级：药物治疗，例如促胃动力药、5-HT_3 受体拮抗剂
3 级：经口摄入能量和水分不足；需要鼻饲，全肠外营养或者住院	3~4 级：药物治疗甲氧氯普胺、地塞米松、奥氮平、氟哌啶醇或氯硝西泮等；停止 PARP 抑制剂治疗，待症状恢复至 ≤1 级时，重新开始原剂量或减量治疗
4 级：完全无法经口摄入能量和水分；需要住院进行治疗，鼻饲及全肠外营养支持	

12.4.1.2 呕吐

NCCN 指南（2022）推荐	治疗建议
高度（呕吐频率＞90%）	高度：奥氮平 +NK1 受体拮抗剂 +5-HT_3 受体拮抗剂 + 地塞米松 / 地塞米松 + 阿瑞匹坦[a]+ 奥氮平（第 2~4 天）
中度（呕吐频率＞30%~90%）	中度：5-HT_3 受体拮抗剂 + 地塞米松 / 地塞米松或 5-HT_3 受体拮抗剂（第 2~3 天）
轻中度（呕吐频率 10%~30%）	轻中度：地塞米松或甲氧氯普胺或丙氯拉嗪或 5-HT_3 受体拮抗剂
轻度（呕吐频率＜10%）	轻度：不常规预防

【注释】

a 阿瑞匹坦为 CYP3A 抑制剂，故服用奥拉帕利及氟唑帕利的患者不推荐使用联合阿瑞匹坦的止吐方案。

12.4.2 神经系统毒性

12.4.2.1 失眠

失眠是 PARP 抑制剂类效应之一，总体发生率为 14%~29%，3 级以上罕见，发生率低于 1%。失眠应针对病因治疗，尽可能对症状进行处理。

指南推荐	治疗建议
1 级：轻度睡眠困难，保持睡眠状态或早醒	1 级：加强用药前教育，监测，继续 PARP 抑制剂治疗
2 级：中度睡眠困难，保持睡眠状态或早醒	2 级：非药物治疗，睡眠教育，松弛疗法
3 级：重度睡眠困难，保持睡眠状态或早醒	3 级：药物治疗，镇静催眠药物苯二氮䓬类药物，如阿普唑仑、艾司唑仑；和非苯二氮䓬类药物，如唑吡坦、佐匹克隆等 如果症状持续存在，减量或停服 PARP 抑制剂

12.4.2.2 头痛

头痛是 PARP 抑制剂类效应之一，总体发生率为 18%~26%，3 级以上罕见，发生率低于 1%。

指南推荐	治疗建议
1 级：轻度疼痛	1 级：加强用药前教育，监测，继续 PARP 抑制剂治疗
2 级：中度疼痛，影响日常生活活动	2 级：非药物治疗
3 级：重度疼痛，个人自理能力受限	3 级：镇痛药物治疗 如果症状持续存在，减量或停用 PARP 抑制剂治疗

12.4.3 心血管毒性

高血压是尼拉帕利独有的不良反应，总体发生率为 6%~19%，3 级以上发生率为 6%~9%。在用药前 2 个月内至少每周测一次血压和心率，开始用药后的第一年内每月测一次，此后定期监测。

指南推荐	治疗建议
1 级：收缩压 120~139mmHg，舒张压 80~89mmHg	1 级：加强用药前教育，监测，继续 PARP 抑制剂治疗 如用药前已存在高血压，应充分控制，再开始 PARP 抑制剂治疗
2 级：收缩压 140~159mmHg，舒张压 90~99mmHg，如果既往在正常范围内，相比基线血压水平变化需要医学干预；反复或持续（≥24h）症状性收缩期血压升高>20mmHg 或>140/90mmHg；需要给予单药治疗	2 级：服用降压药如噻嗪类、血管紧张素转化酶抑制剂等，必要时减量
3 级：收缩压≥160mmHg，舒张压≥100mmHg；需要医学干预，需要多种药物治疗或更强化的治疗	3 级：减量或停用 PARP 抑制剂治疗
4 级：危及生命	4~5 级：停用 PARP 抑制剂治疗
5 级：死亡	

12.4.4 其他少见毒性

PARP 抑制剂可能诱发严重的 MDS/AML，发生率 0.2%~2.1%，潜伏期中位数 17.8 个月，如果患者出现持续性全血细胞减少或停药 28 天内没有恢复，或在剂量下调后出现持续的血细胞减少，应转诊至血液科医生处进行骨髓分析以及进一步的治疗。由于 PAPR 抑制剂停药后的第 1 年内仍有发生 MDS/AML 的风险，应继续定期进行血液学相关指标监测。其他不良反应还包括皮肤毒性、背痛、关节痛、呼吸道毒性等，应予关注。

参考文献

[1] NATIONAL COMPREHENSIVE CANCER NETWORK. NCCN Clinical practice guidelines in oncology: antiemesis, version 2. 2023.(2023-08-03)[2025-05-12]. https://www. nccn. org/professionals/physician_gls/pdf/antiemesis. pdf.

[2] NATIONAL COMPREHENSIVE CANCER NETWORK. NCCN Clinical practice guidelines in oncology: hematopoietic growth factors, version 2. 2023.(2023-08-03)[2024-10-11]. https://www. nccn. org/professionals/physician_gls/pdf/growthfactors. pdf.

[3] HAO J, LIU Y, ZHANG T, et al. Efficacy and safety of PARP inhibitors in the treatment of advanced ovarian cancer: an updated systematic review and meta-analysis of randomized controlled trials. Crit Rev Oncol Hematol, 2021, 157: 103145.

[4] TEW WP, LACCHETTI C, ELLIS A, et al. PARP Inhibitors in the management of ovarian cancer: ASCO guideline. J Clin Oncol, 2020, 38 (30): 3468-3493.

[5] MADARIAGA A, BOWERING V, AHRARI S, et al. Manage wisely: poly (ADP-ribose) polymerase inhibitor (PARPi) treatment and adverse events. Int J Gynecol Cancer, 2020, 30 (7): 903-915.

[6] TOOKMAN L, KRELL J, NKOLOBE B, et al. Practical guidance for the management of side effects during rucaparib therapy in a multidisciplinary UK setting. Ther Adv Med Oncol, 2020, 12: 1758835920921980.
[7] DAVIS CC, CAULFIELD S. Nausea and vomiting: managing side effects from PARP inhibitors. Oncology (Williston Park), 2019, 33 (2): 58-61.
[8] LAFARGUE CJ, DAL MOLIN GZ, SOOD AK, et al. Exploring and comparing adverse events between PARP inhibitors. Lancet Oncol, 2019, 20 (1): e15-e28.
[9] MONES JV, SOFF G. Management of thrombocytopenia in cancer patients. Cancer Treat Res, 2019, 179: 139-150.
[10] BAI P. Biology of poly (ADP-ribose) polymerases: the factotums of cell maintenance. Mol Cell, 2015, 58 (6): 947-958.
[11] 中华医学会妇科肿瘤学分会 . 卵巢癌 PARP 抑制剂临床应用指南 (2025 版). 现代妇产科进展 , 2025, 34 (02): 81-94.
[12] 中国药学会医院药学专业委员会 ,《化疗所致恶心呕吐的药物防治指南》编写组 . 化疗所致恶心呕吐的药物防治指南 . 中国医院药学杂志 , 2022, 42 (5): 457-473.
[13] 中国抗癌协会妇科肿瘤专业委员会 . PARP 抑制剂不良反应管理的中国专家共识 (2021 年版). 中国实用妇科与产科杂志 , 2021, 37 (11): 1119-1130.
[14] 中华医学会肿瘤学分会肿瘤支持康复治疗学组 . 肿瘤治疗相关血小板减少症的临床管理专家共识 . 肿瘤 , 2021, 41 (12): 812-827.
[15] 中国临床肿瘤学会指南工作委员会 . 中国临床肿瘤学会 (CSCO) 肿瘤治疗所致血小板减少症诊疗指南 2024. 北京 : 人民卫生出版社 , 2024.
[16] 中国抗癌协会肿瘤临床化疗专业委员会 , 中国抗癌协会肿瘤支持治疗专业委员会 . 中国肿瘤化疗相关性血小板减少症专家诊疗共识 (2019 版). 中国医学前沿杂志 (电子版), 2020, 12 (1): 51-58.
[17] 中国抗癌协会肿瘤临床化疗专业委员会 , 中国抗癌协会肿瘤支持治疗专业委员会 . 肿瘤化疗导致的中性粒细胞减少诊治专家共识 (2019 年版). 中国医学前沿杂志 (电子版), 2019, 11 (12): 86-92.
[18] 沈志祥 , 马军 . 咖啡酸片治疗肿瘤化疗所致血小板减少症的临床观察 . 中国肿瘤临床 , 2017, 44 (17): 876-879.